U0121261

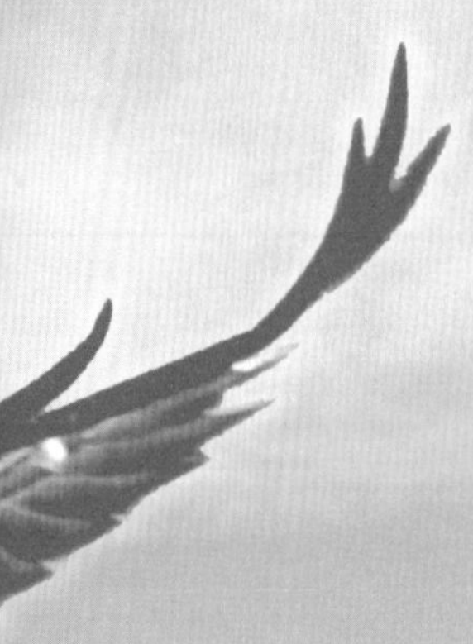

大展好書　好書大展

品嘗好書　冠群可期

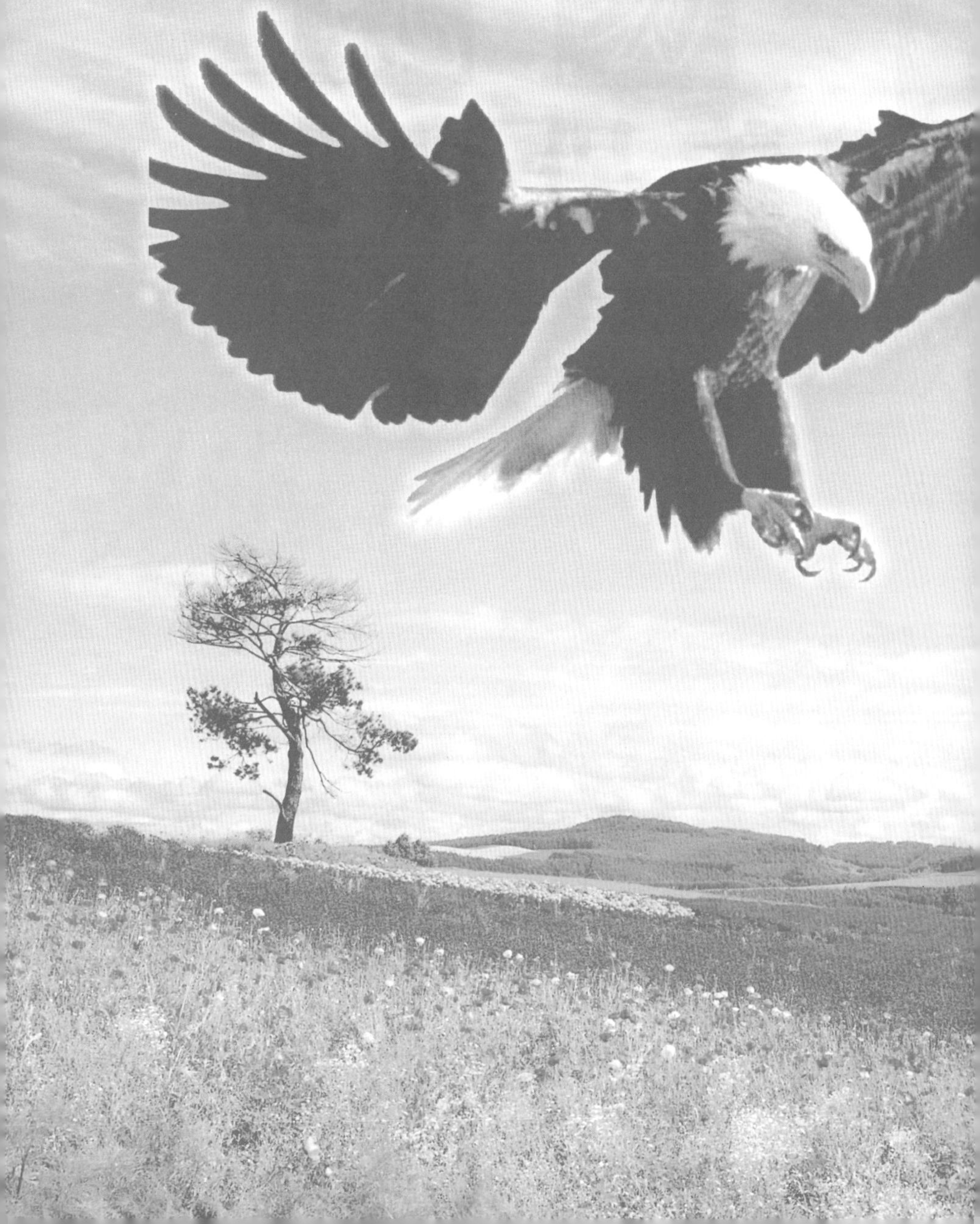

前言

地球並不只是引力而已，還有所謂的「氣」，「氣」不僅對於我們人類是很重要的，對於所有的生物、動物、植物也都具有重要功能。

但是，直到最近人們才了解這件事，也感到活用「氣」並心存感謝地生活著。

藉由地球力的組成、地球「氣」陰柔力量的治病原理、太陽的陽剛力量等，建立正確了解天地運行的人類生活方式是有其必要的。

根據中國醫學理論，大概在四千年前軒轅黃帝的時代，便開始使用樹葉當做藥，來治療疾病。不久之後，導引被提倡，取代了藥物，用在預防與治療疾病上。

導引即為「導氣令和、引體令柔」，藉由呼吸，調和陰陽之氣；藉由四肢的活動，使身體柔軟健康的體育療法，這便是氣功之始。

隨著導引的活用，禪宗的始祖達摩，編著了《易筋經》，這是中國最早的體育圖書。其次，名醫華佗亦著有《五禽戲》。這些體育醫療法，在人口眾多、醫藥難求的中國古代社會裡，不僅對疾病的預防與治療，發揮了相當大的功效；亦被當成求取長生不老術的身心鍛鍊法，而長久地在中國社會中流傳著。近年，從長沙馬王堆漢墓出土的文物中，可看到導引的圖案，這便是最有力的證據。傳說活到八百歲的老壽翁彭祖，亦是導引的愛好者，其永不間斷地修煉身心，一直到今日還被流傳著。

在《易筋經》、《五禽戲》之後，尚有《十三太保》、《八段錦》、《六段功》、《太極拳》等。特別是在近年，有關氣功的研究，有著相當顯著的成效，呈現出體育療法進展的活絡盛況，並被當做優良的健康法，普遍受到喜愛。

《氣功健康保養》是從中國傳統的體育療法，特別是今日廣泛被推行的氣功，取出數種來介紹。希望讓人們能夠健康、舒適地生活。

目錄

實用技巧之1

實用技巧之3

第四章　導引保健功

實用技巧之4

第五章　床上八段錦與床下六段功

實用技巧之5

第六章　排毒十字地球功

第一章

氣功鍛鍊法是何種健康法

何謂氣功

氣功鍛鍊法在中國數千年的歷史中孕育而成，是一種中國傳統的身心鍛鍊法，亦被稱為氣功自控療法、氣功療法，或是氣功；也是中國自古以來的長壽健康法。此外，在個人的保健方面，亦以預防疾病、治療疾病的功法，受到廣泛的喜愛。

按照字面上的意義來說，氣功就是「氣」的功夫（鍛鍊）；所謂「氣」，即是維持吾輩生命的能量，也就是真氣（元氣）。真氣運行至人體內部的各個角落，各器官和各內臟的所有活動，皆藉由真氣的力量，來發揮其功能。

話說回來，真氣運行至全身各內臟的經絡，各內臟藉由真氣的運行，逐漸成長、發育，並維持其機能；因此，真氣若是旺盛，且能正常地活動時，人體便能維持健康。

反之，慢性病、營養不均衡，或是身心任何方面的毛病，皆是由於真氣的活動較弱，以致無法順暢地在人體內部運行的緣故，如此，人體自然趨於衰弱。

氣功，便是個人自身培養體內旺盛真氣的一種鍛鍊，以防止疾病的一種運功；可說是提高抗病能力、強化各器官與各內臟機能的科學健康長壽鍛鍊法。

為何氣功鍛鍊法能夠治病強身

根據中國的醫學理論，當人體內的正氣（真氣）不足時，邪氣入侵所生成的東西，便是所謂的疾病。

人體藉由真氣的活動，保持經絡的疏通、陰陽的調和，以及氣血的平衡，並維持人體的活動。若真氣的活動受到妨礙，人體內的秩序便會大亂，而產生疾病。因此，藉由氣功鍛鍊身心，進而使真氣旺盛，那麼，人體內的秩序也就能夠回復了。

談到氣功鍛鍊法，例如所謂的「守護精神於心中」的精神集中，便是將大腦導入靜止的狀態，並壓抑興奮的情緒，如此一來，便能減少氧的消耗量，儲存真氣。對於氣功鍛鍊法，肢體的活動也是相當重要的；若能藉由肢體的活動，使血液循環良好，伴隨而來的便是真氣運行漸趨旺盛。

此外，藉由呼吸，將體內的廢氣吐出、吸入新鮮空氣，使得體內新陳代謝趨於活潑；如此，不僅能調和陰陽之氣，更由於經絡的疏通舒暢，五臟六腑、四肢五官皆能得到滋潤。

「氣不通則痛」，這是大家耳熟能詳的一句話。人為什麼會出現身體疼痛、肩膀痠痛、腰發麻等現象呢？就是因為「氣不通」。

正如《孟子》所說：「見於面，盎於背，施於四體（氣色豐潤、身體強健、四肢活躍）。」真氣若是旺盛，氣便能運行自如而不停滯，血液的循環亦將趨於良好，而不會有鬱血，如此便能防止邪氣的入侵。而且亦能保持精神的安定，以及心情的穩定。

氣功的鍛鍊，將人類與生俱來的自然治癒能力拉到極限，由於提高了對疾病的抵抗能力，病源也就自然地消失於無形。而醫藥治療，卻只不過暫時性地將病源祛除罷了。

氣功鍛鍊法是個人自身預防、治療疾病，回復、增進健康的一種健康法。實際上，對於內臟的疾病、成人病、慢性病、關節炎、風濕症、神經衰弱、腰痛、腳痛等，都有相當驚人的醫療效果。

施行氣功鍛鍊法前的心理準備

在醫藥治療法方面，患者應遵行醫師的指示；然而，氣功療法則完全以個人自身為主體，依個人自身防止疾病的一種功夫。

練功者應抱持著信心、決心、鑽研之心、耐心、恒心等五心；也就是說：①信其功效　②確實施行　③上進心　④不死心地一再反覆　⑤有恆持續之心，這五項要點。

氣功鍛鍊法的動作，是舒適且自然地擺動；因此，不論是誰，都能夠毫不困難地做到。只不過剛開始時，自己的意識與四肢的動作，也許很難結合在一塊；但是，不要急躁，一再反覆地練習，便能抓住要訣。

氣功是培養、充實真氣，強化各器官、各內臟機能的一種功夫；因此，僅練習一天、一段時期，或是隔日練功，都無法得到任何效果。惟有每日不斷地練習，一點一滴地累積，這是相當重要的。

無論是做為疾病的治療，或是返老還童的健康法，將氣功納入每天的課程，就要持續不斷地練習才能發揮其效果。

氣功鍛鍊法有那些種類

氣功鍛鍊法大致被區分為「醫療氣功」以及「保健氣功」兩大類。

所謂「醫療氣功」，是氣功醫師使用自己的氣功，治療患者的疾病；這必須經過長期間嚴格的鍛鍊，至今，氣功醫師已經變得很少了。

「保健氣功」是指自己修煉氣功，以期預防、治療疾病，並促進身體健康的自我療法。一般而言，說到氣功大都是指「保健氣功」。

保健氣功又可分為「動功」與「靜功」兩種。氣功的鍛鍊，主要是藉由呼吸、意識、動作來行使；然而，身體不動僅靠意識以及呼吸來練功的也有；前者稱為「動功」，後者稱為「靜功」。

練「動功」的姿勢及方法等，依其形式，有各式各樣的種類；例如，站樁功、坐功、行功、臥功、按摩功、太極氣功等。此外，亦有以鍛鍊臟腑為名的；例如，舒心平血功（循環系統）、益氣養肺功（呼吸系統）、疏筋壯骨功（運動系統）、按摩拍打功（按摩患部）等。另外，尚有描繪鳥獸姿態的，如模仿鶴動作的鶴翔壓、描繪雁生活的大雁功等等。

中國自古以來，做為預防、治療疾病，或是長生不老的身心鍛鍊法氣功，即被廣泛地施行；它的種類，實在是相當地多；據說，到現在為止，被施行的氣功至少有兩千多種。

修習氣功鍛鍊法時的注意事項

修習氣功鍛鍊法時，請遵守下列最基本的事項。

1. 練功的時候，以「鬆」、「靜」、「自然」做為要領，放鬆身心，這是非常重要的。

「鬆」即鬆弛身心，釋放出全身無用的力量。「靜」是安穩的意思，集中精神，將心沈靜下來。「自然」是呼吸自然、動作自然、態度自然，在完全自然的情況下，修習氣功。

2. 在室內修習坐功或是臥功的情況下，首先，必須將椅子、床放置於通風良好的地方。

3. 練功前，要將心情穩下來。首先，將舌尖置於上腭、平抑情緒，將意識集中於丹田（肚臍下）處，使心情穩靜下來。然後，做一些和緩的預備動作，再開始練功。

4. 練功之後，必須要做整理運動（參照六十二頁），或是五～十分鐘的散步；必須慢慢地將身心恢復至原先的狀態。

5. 練功的次數和時間的長短，視個人的體力而定；在不使自己疲勞的範圍下進行，不要讓自己過於疲勞。

初學者，一次十五～三十分鐘之間，一天一～二次，最為適當；慢慢地將時間以及次數逐漸增加。空腹或是吃飽飯後，切忌練功。

6. 練功的場所，不拘室內或是室外；以通風良好、安靜不吵雜的地方最為適當。至於風大的地方則應避免。

7. 練功的時間帶，自古以來便有一句成語——「聞雞起舞」，所以，一般認為，早晨三～五時是練功的最好時辰；然而，以現在的社會生活來看，這個時間帶練功，似乎是不太合理。因此，早晨六～七時、九～十時，或是下午三～四時，晚上九～十時練功，是比較恰當的。

8. 為了使肢體的活動，以及呼吸能夠順暢自由，服裝方面，最好避免穿緊身的衣服。

實用技巧之1

第二章

祛病延年二十勢

提高抗病能力、防止老化

> 祛病延年二十勢，是依照人體生理的運動規律，從預備動作到整理運動，有系統地編排而成的優秀功法，是由二十種運動姿勢組合而成的。
>
> 此功法集合了武術家暨醫者的王子平先生臨床使用的體育療法，而編成的動功；能夠改善內臟諸器官的機能、提高抗病能力；同時，對於防止老化，亦有功效。

由於祛病延年二十勢的二十種運動姿勢，都相當地簡單，因此，對於體力差的人、或是高齡者，都不是一件難事。

從二十種姿勢中，選出一些自己體力能夠應付的動作，組合起來修煉；這樣也很好。此外，逐漸調整次數，慢慢地增進。

另外，在修習完各種姿勢之後，為了將身體各部位回復至原先正常的狀態，請務必做後述的整理運動。

(1) 山海朝真勢——吐出廢氣，吸入新鮮空氣的姿勢

【預備動作】

站立，雙腳張開與肩膀同寬，手心向內，雙手重疊於肚臍下方處，頭和上身挺直地伸展開。雙目微開，舌頭置於上腭（圖1）。

【動作】

①首先，慢慢地吸氣。

②再來，慢慢地吐氣。

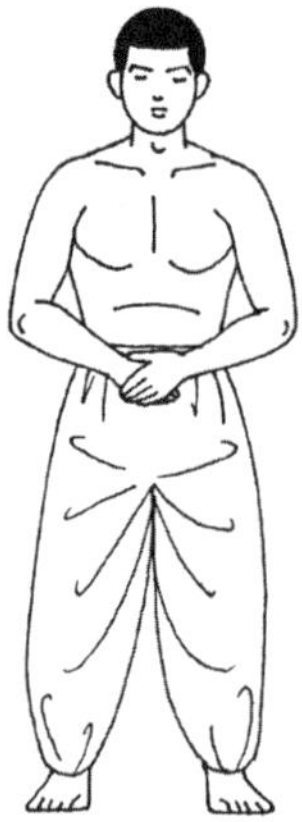

圖1

※呼吸法是使用腹式呼吸，以鼻子呼吸。呼吸時，要放鬆全身的力氣，祛除雜念，將意識集中於丹田（肚臍下）處。

此外，從吸氣到吐氣之間，將時間拉長一點，會有更好的效果。

【次數】

一呼一吸當做一次，做六～三十六次。

【功效】

不僅能夠提高呼吸機能、增強肺活量，更能夠排出體內二氧化碳廢氣，吸入新鮮的氧氣；以此吐故納新的作用，便能夠培養真氣。

(2) 哪吒探海勢——探尋物品的姿勢

【預備動作】

站立，雙腳張開與肩膀同寬，雙手支撐著腰部，眼睛直視正前方。

【動作】

①（吸氣）伸直脖子，把頭轉至左肩，將視線置於左前方大約二公尺處；有如探物似地注視著地面。

②（吐氣）回復原預備動作的姿勢。

③（吸氣）伸直脖子，把頭轉至右肩，將視線置於右前方大約二公尺處；有

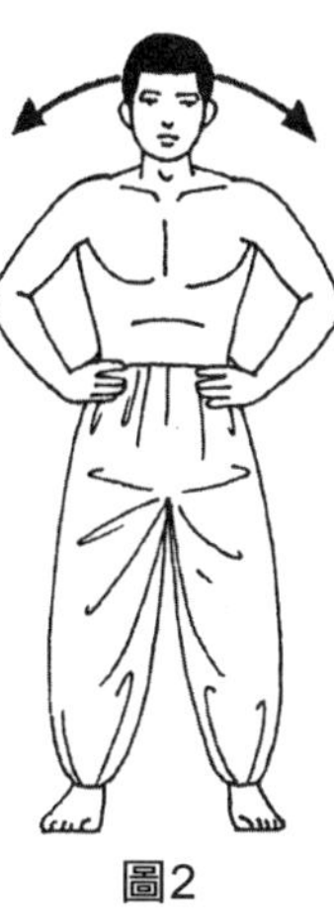
圖2

如探物似地注視著地面。

④（吐氣）回復原預備動作的姿勢（圖2）。

※轉頭時吸氣，回復原預備動作時吐氣。

【次數】

六～二十四次。

【功效】

增強頸部肌肉，治療因睡覺姿勢不正確所引起的頸部疼痛。此外，亦能增強視力。

(3) 犀牛望月勢——望月的姿勢

【預備動作】

站立，雙腳張開與肩膀同寬，雙手支撐著腰部。眼睛直視正前方。

【動作】

①（吸氣）把頭轉向左上方。視線由左肩轉向天空，有如望著天空中的月亮似地環視著。

②（吐氣）回復原預備動作的姿勢。

③（吸氣）把頭轉向右上方，視線由右肩轉向天空，有如望著天空中的月亮似地環視著。

④（吐氣）回復原預備動作的姿勢（圖3）。

※轉頭時吸氣，回復原預備動作時吐氣。

圖3

【次數】

六～二十四次。

【功效】

這個姿勢與(2)哪吒探海勢相同，屬於頸部以及眼部的運動，可增強頸部的肌肉和眼睛的視力。

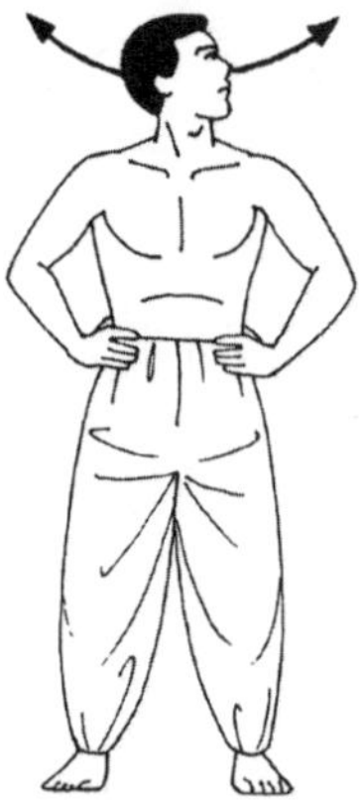

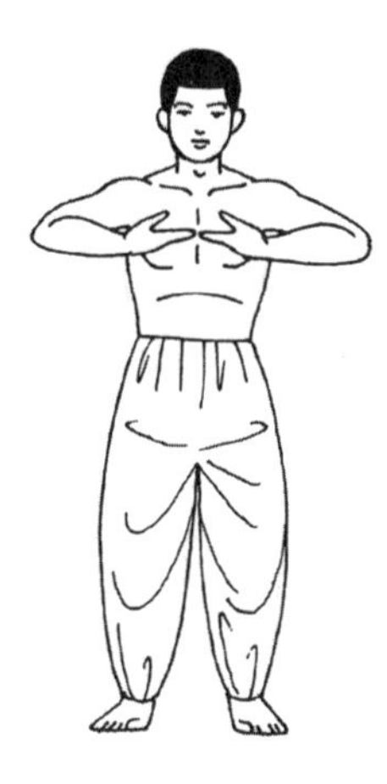

圖4

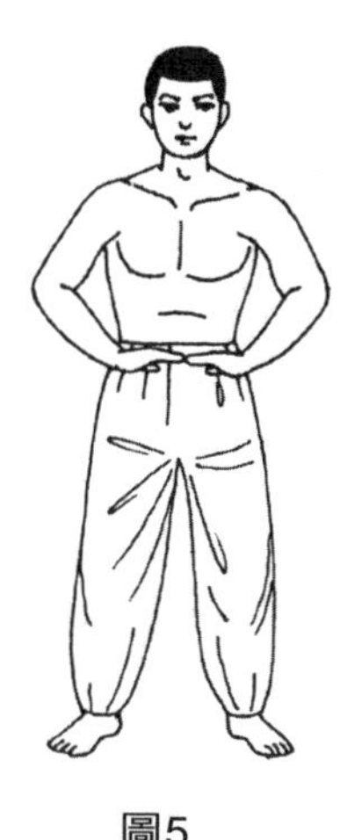

圖5

(4) 幼鳥受食勢

——接受食物的姿勢

【預備動作】

站立，雙腳張開與肩膀同寬，兩手自然垂於體側；眼睛直視正前方。

【動作】

①（吸氣）兩手肘彎曲，手掌心向上；將雙手提升至胸前（圖4）。

②（吐氣）手掌心翻過來向下，將兩手腕一直伸至下腹部處（下按）（圖5）。

※手腕向上提升時，有意識地將力量注入肩膀；下按時，將力量注入手掌心。

※手腕向上提升時吸氣，下按時吐氣。

【次數】

六～二十四次。

【功效】

幫助消化，對於預防以及治療肺氣腫等有關肺部的疾病有效。此外，對於肩關節炎以及肌肉痛的恢復，亦有功效。

(5) 大鵬壓嗉勢——按摩胃的姿勢

【預備動作】

站立，雙腳張開與肩膀同寬，手掌心向內，兩手重疊置於胸前。眼睛直視正前方。

【動作】

①使手掌心以左手上、右手下的方式重疊著；以左胸上↓下↓右↓右上的次序，按摩胸部及上腹部（圖6）。

②使手掌心以右手上、左手下的方式重疊著；以右胸上↓下↓左↓左上的次

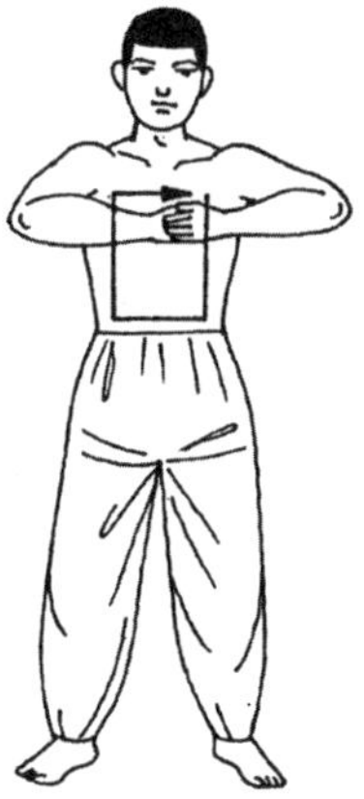

圖6

序，按摩胸部及上腹部。

※以兩手輕壓的程度，不要用力。

※向下按摩時吸氣，向上按摩時吐氣。

【次數】

左、右方向各三~十八次。

【功效】

整治胃腸，對於噁心、腹痛、食慾不振等有效。不過，患有胃潰瘍、十二指腸潰瘍等病的人，不可修習此功。

(6) 左右開弓勢——拉弓的姿勢

【預備動作】

站立，雙腳張開與肩膀同寬，手掌心相向，雙手合於胸前。眼睛直視正前方（圖7）。

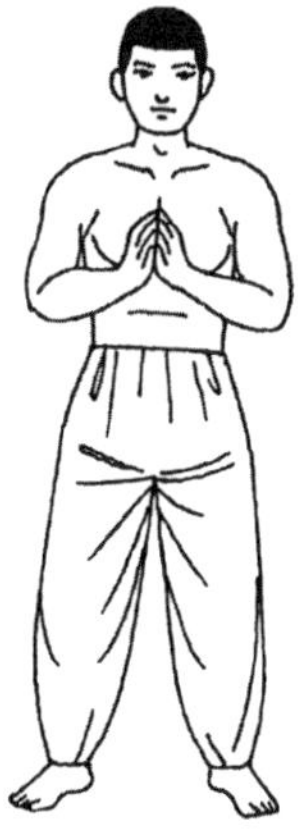

圖7

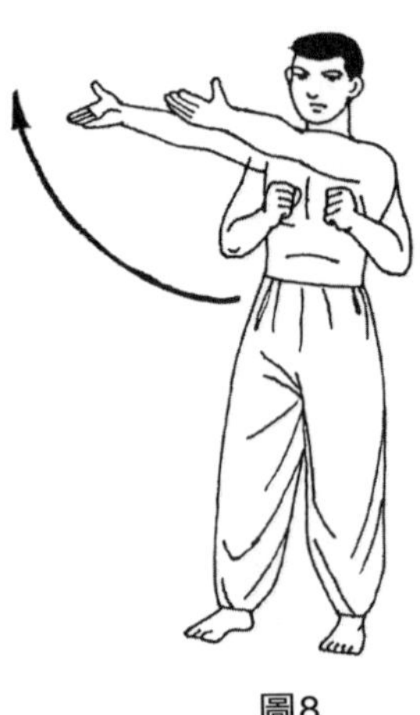
圖8

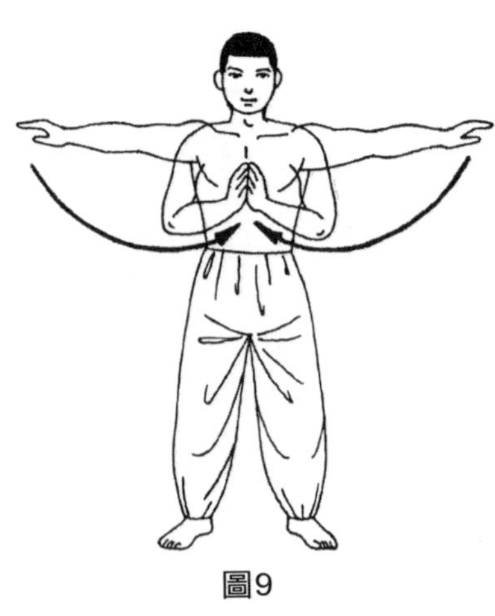
圖9

【動作】

①（吸氣）首先，握緊拳頭；然後，以拉弓的姿勢，一面將兩手由胸前向左右伸展，一面鬆開拳頭；手心向上，手肘伸直（圖8）。

②（吐氣）手掌向下畫回至胸前，兩手相向合併，兩手由左右兩側畫回胸前（圖9）。

※兩手向左右側伸展，做拉弓姿勢時，有意識地將力量注入肩部及手腕。

※拉弓時吸氣，將手腕回復至胸前時吐氣。

【次數】

六～三十六次。

【功效】

提高呼吸器官的機能，對於駝背的矯正亦有幫助。此外，對於肩部肌肉僵硬、五十肩等，也有功效。

(7)霸王舉鼎勢——舉鼎的姿勢

【預備動作】

站立，雙腳張開與肩膀同寬，手掌心向後，兩手垂於身體兩側。眼睛直視正前方。

【動作】

①（吸氣）手掌心向下，兩手舉至同胸部的高度，指尖轉向後方，手掌心轉向上方，如舉持重物般地，將兩手往頭上舉起。視線追隨著兩手的動向。

②兩手舉至頭上時，提起腳跟（圖10）。同時（吐氣），手掌心轉回下方，慢慢地將兩手往下壓，回復原預備動作的姿勢。

※兩手舉起時，有意識地將力量注入手腕；兩手向下壓時，將力量注入手指。

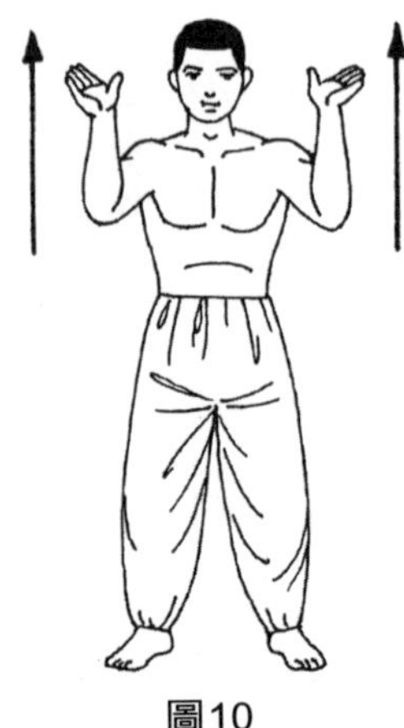
圖10

※兩手舉起時吸氣，兩手向下壓時吐氣。

【次數】

六～三十六次。

【功效】

這個姿勢可增強肩部、頸部以及手腕的活力，因此，能夠防止慢性肩關節炎的發生。若與(2)哪吒探海勢和(3)犀牛望月勢組合在一起修煉，對於頸椎變形症的預防，有很大的功效。

(8) 白馬分鬃勢——撥開馬鬃的姿勢

【預備動作】

兩腳張開與肩膀同寬，兩手自然垂於體側，眼睛注視正前方。

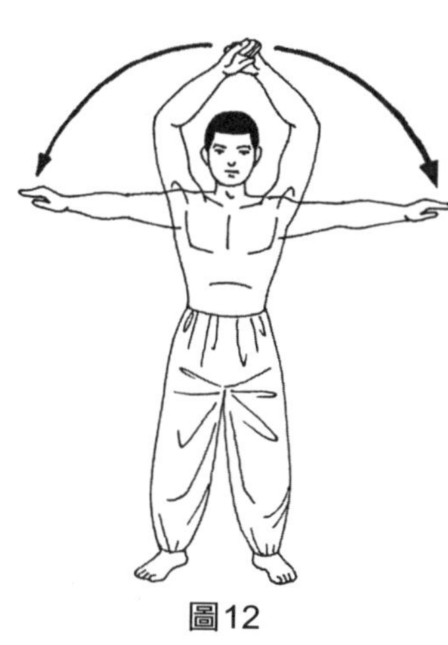
圖12

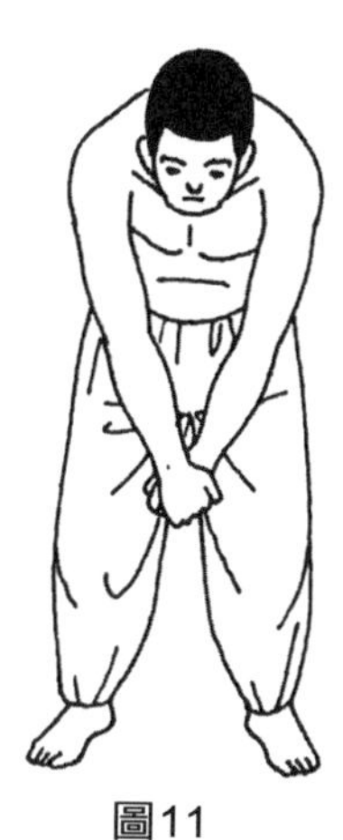
圖11

【動作】

①（吸氣）身體往前彎，兩手交叉放入兩股之間（兩手著地亦可）（圖11）；保持此姿勢，一面將身體抬起，一面將兩手舉至頭上。

②（吐氣）將手心向下，畫一個弧形，兩手向左右兩邊拉開，慢慢地回復原預備動作的姿勢（圖12）。

※兩手交叉時，若左肩有病，則左手放前；若右肩有病，則右手放前。

※身體向前彎時吸氣，兩手向下壓時吐氣。

【次數】

六～二十四次。

【功效】

可除去肩部的病痛，對於肩部肌肉、肩關節痲痺，以及腰背的疼痛、風濕等，非常有效。

(9) 摘星換斗勢——摘星、更換北斗的姿勢

【預備動作】

兩腳張開與肩膀同寬，兩手自然下垂於體側。眼睛直視正前方。

【動作】

①（吸氣）左手掌心向外，手肘伸至頭的左上方，橫擺著（手掌心向上）。同時，右手肘彎曲，手掌心向後，緊緊地貼靠在腰背上（圖13～14）。

②（吐氣）左手由頭上向左下方壓，手肘彎曲，手掌心向後，緊緊地貼靠在腰背上。同時，右手從腰背將手掌心向外，手肘伸至頭的右上方，橫擺著。

※視線追隨著舉起的手，頭仰著，望著位於頭上的手指甲。手腕向下壓時，眼睛注視正前方。

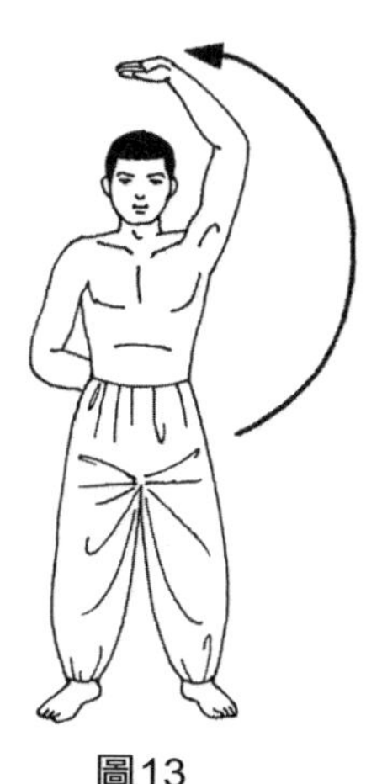

圖13

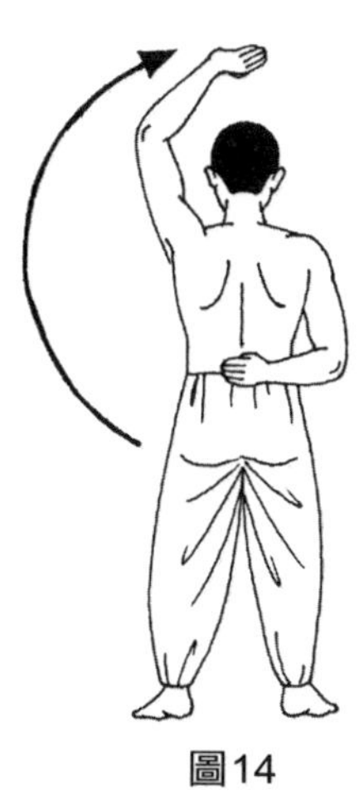

圖14

※舉起手時吸氣，手腕向下壓時吐氣。

【次數】

六～二十四次。

【功效】

此種舉手運動，可使神經系統和肺部安定，對於心悸、氣喘、失眠症、盜汗等，均為有效。若與(6)左右開弓勢、(7)霸王舉鼎勢、(8)白馬分鬃勢組合在一起修煉，效果會更好。

藉由這些運動鍛鍊肩部肌肉，不僅可以防止肩關節周圍炎，亦可增強肺活量，排出更多的二氧化碳，吸入更多的氧氣。因此，「氣血」的運行將會變得更加順暢，血液的流量也會增加，可提高心臟血管系統的機能。對於高血壓、動脈硬化、心肌梗塞等類的成人病，也有預防的功效。

(10) 仙人推碑勢——仙人推碑的姿勢

【預備動作】

兩腳張開，比肩膀的寬度更寬一些，兩手自然下垂於體側。眼睛注視正前方。

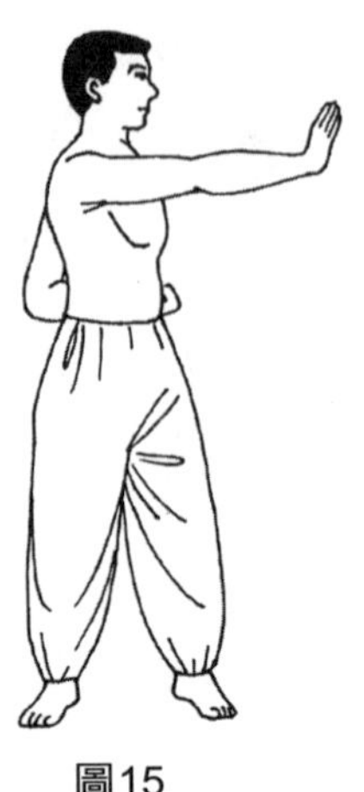

圖15

【動作】

①（吸氣）左手握拳，拳心（手掌心那一面）向上，拉至左腰際。上身向左轉，並一面將右手掌立起，向左前方推去。眼睛看著右手（圖15）。（吐氣）一面將身體向右方轉，一面將兩手向下壓，回復原預備動作的姿勢。

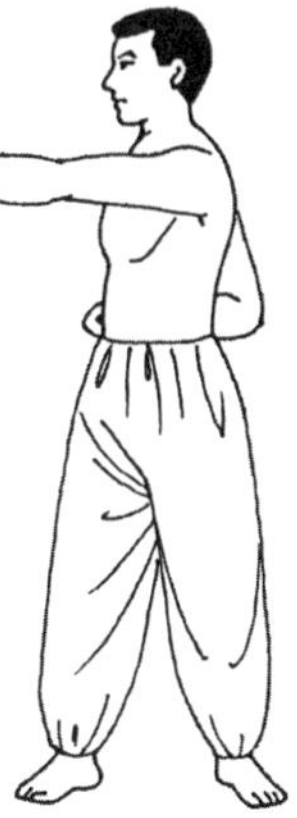

圖16

②（吐氣）右手握拳，拳心向上，拉至右腰際。上身向右轉，並一面將左手掌立起，向右前方推去。眼睛看著左手（圖16）。（吐氣）一面將身體向左轉，一面將兩手向下壓，回復原預備動作的姿勢。

※身體轉動時，僅上身動，腳不要動。

※手掌心向前推時，有意識地將力量注入手腕。

※握拳時吸氣，上身轉回正面時吐氣。

【次數】

左、右各三～十二次。

【功效】

使胸、背、腕、腰的肌肉，運作靈活；能夠強化腎臟、培養精氣。對於腰痛、腰部扭傷，有防止的功效。

(11) 掌插華山勢——手插入華山的姿勢

【預備動作】

兩腳張開，比肩膀的寬度更寬一些，兩手皆握拳，拳心向上，置於腰部兩側。眼睛注視正前方。

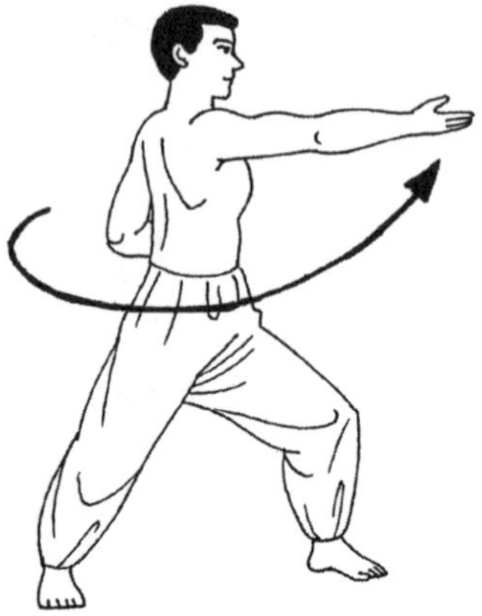

【動作】

①（吸氣）左腳尖轉向左方，身體向左轉，左膝彎曲；右拳打開，向左前方伸展。眼睛注視左前方（圖17）。（吐氣）左腳尖轉回正方，右手下壓，回復原預備動作的姿勢。

②（吸氣）右腳尖轉向右方，身體向右轉，右膝彎曲；左拳打開，向右前方伸展。眼睛注視右前方（圖18）。（吐氣）

圖17

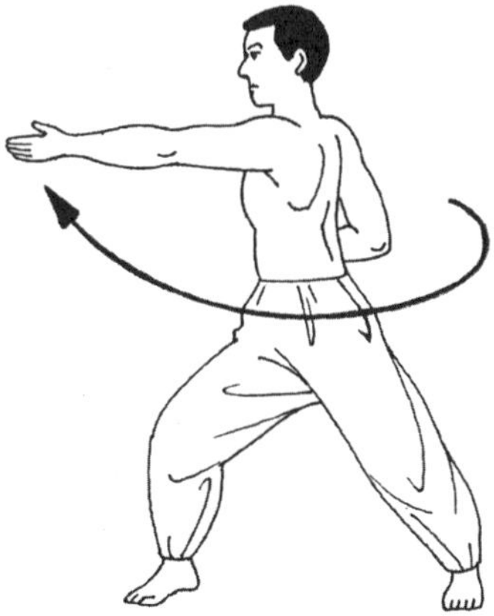

圖18

右腳尖轉回正前方，左手下壓，回復原預備動作的姿勢。

※轉體時吸氣，將手及腳尖回復原預備動作姿勢時吐氣。

【次數】

左、右各三～十二次。

【功效】

增強胸、腰、肩、背的筋骨活力，防止四肢麻痺。

(12) 鳳凰順翅勢——鳳凰伸展翅膀的姿勢

【預備動作】

兩腳張開，比肩膀的寬度更寬一些，兩手自然垂於體側。眼睛注視正前方。

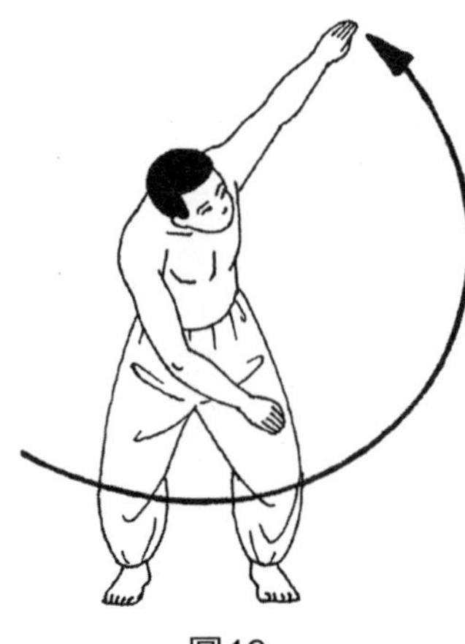
圖19

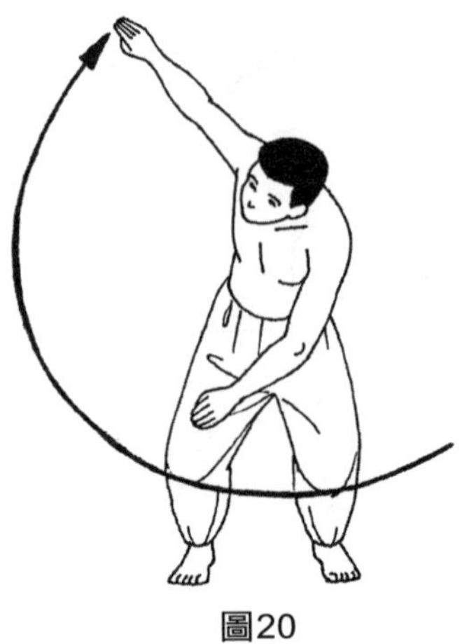
圖20

【動作】

①（吸氣）身體向前彎，兩膝微曲，以右手壓著左膝，左手向左斜上方舉起。臉部配合左手的動作，向上方仰起，望著左手（圖19）。

②（吐氣）回復原預備動作的姿勢。

③（吸氣）身體向前彎，兩膝微曲，以左手壓著右膝，右手向右斜上方舉起。臉部配合右手的動作，向上方仰起，望著右手（圖20）。

※不施力地慢慢進行此動作。

※身體向前彎時，吸氣；回復預備動作時，吐氣。

【次數】

六～二十四次。

【功效】

加強腰、背、肩、腕部的肌肉運作，治療腰痛有效。此外，亦能強化腎臟、消除眼睛疲勞、增強視力。同時，也可鍛鍊全身肌肉。

中國的運動治療法之所以強調腰部的鍛鍊，是因為中國人非常重視號稱人體三寶的精、氣、神。腎臟有淨化血液的作用，可防止體力衰退，恢復疲勞，是個極為重要的器官。藉由腰部的鍛鍊，提高腎的功能，使全身充滿活力；精若足，氣則旺，精神自然好，也就能保持健康。

(13)風擺荷葉勢——風吹動荷葉的姿勢

【預備動作】

兩腳張開，比肩膀的寬度更寬一些，兩手支撐著腰部。眼睛注視正前方。

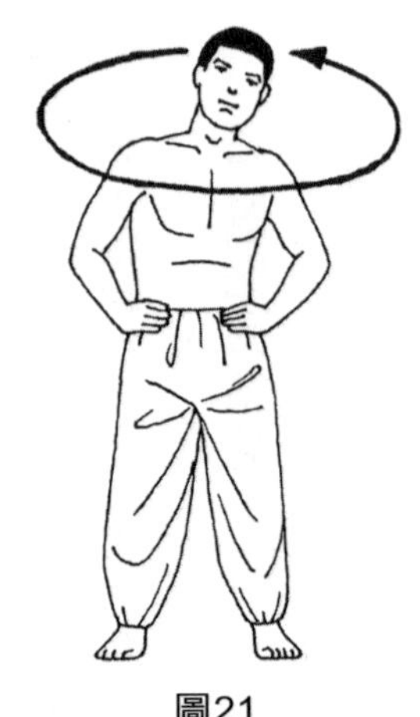

圖21

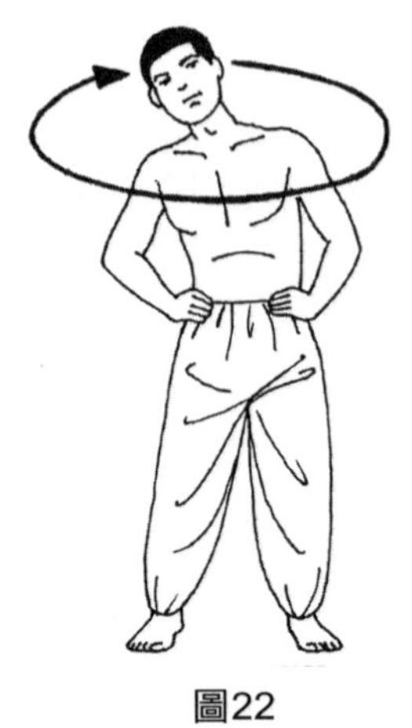

圖22

【動作】

①（吸氣）將頭與上身，以前、左、後的方向依序轉動，再由後向右、前轉動；即向左方向轉動（圖21）。

②（吸氣）將頭與上身，以前、右、後的方向依序轉動，再由後向左、前轉動；即向右方向轉動（圖22）。

※兩腳自始至終一直挺直，膝蓋不要彎曲。

※最初半圓吸氣，後半圓吐氣。

【次數】

左、右各六～二十四次。

【功效】

可治療腰痛和腰部扭傷，具有強化腎

臟，蓄養精氣，消除盜汗的功效。

此外，有使氣血的流通更加順暢的功能。

(14) 羅漢伏虎勢——羅漢伏虎的姿勢

【預備動作】

兩腳張開，比肩膀的寬度更寬一些，兩手支撐著腰部。四隻手指在前，大拇指在後，放在腰際。眼睛直視正前方。

【動作】

①將右腳伸展開，左腳膝蓋彎曲，挺起臀部，朝左方向前、左、後、右轉動。

②將左腳伸展開，右腳膝蓋彎曲，挺起臀部，朝右方向前、右、後、左，轉動（圖23）。

※往前轉時，吸氣；往後轉時，吐氣。

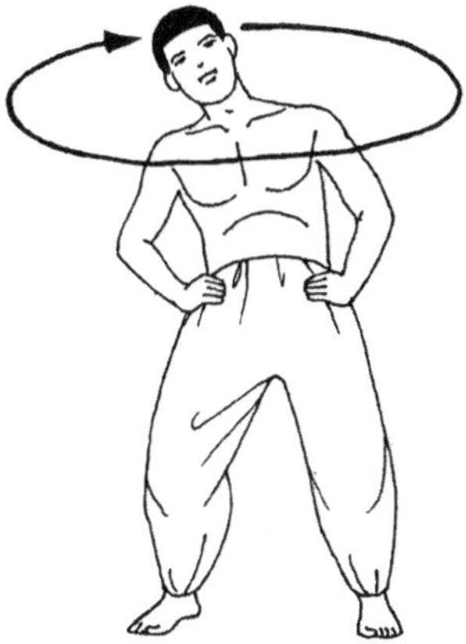

圖23

【次數】

左、右各六～二十四次。

【功效】

增強脛部、腳部、臀部，以及腰部肌肉、神經、關節各機能，並能防止足、腰的衰弱。對於防止足、腰的老化，亦有功效。

(15) 巧匠拉鑽勢——木匠扭轉釘子的姿勢

【預備動作】

站立，兩腳張開與肩膀同寬，兩手握拳（拳心向上），置於腰部兩側。眼睛注視正前方。

【動作】

①（吸氣）以左腳尖為軸，身體向左轉；左膝彎曲，身體向下沈；右膝抵住左膝內側。同時，右拳揮向左前方（圖24）。然後（吐氣），回復原預備動作姿勢。

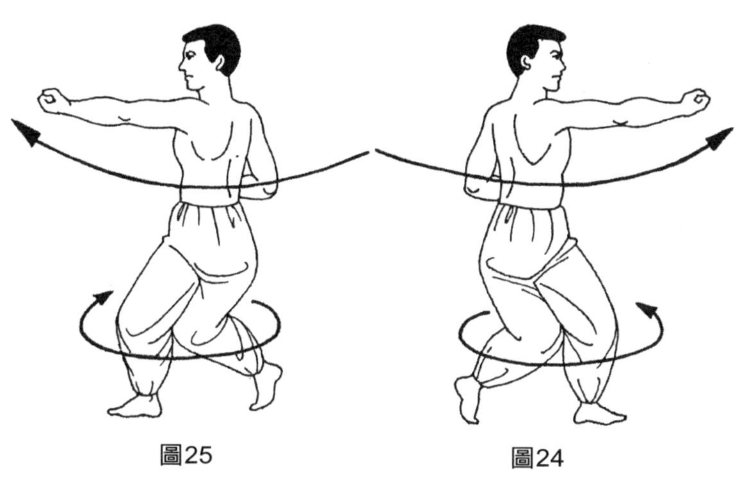

圖25　　圖24

②（吸氣）以右腳尖為軸，身體向右轉；右膝彎曲，身體向下沈；左膝抵住右膝內側。同時，左拳揮向右前方（圖25）。然後（吐氣），回腹原預備動作姿勢。

※上身挺直，膝蓋抵住時，後腳跟稍微抬起。

※身體向左、右轉時，吸氣；回復預備動作時，吐氣。

【次數】

左、右各六～二十四次。

【功效】

治療腰痛，以及股關節的疼痛。由於賦予兩腿筋骨活力，對於高齡者的腳力恢

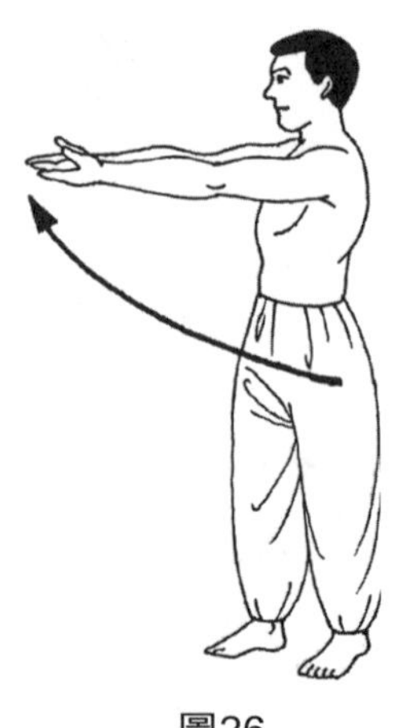
圖26

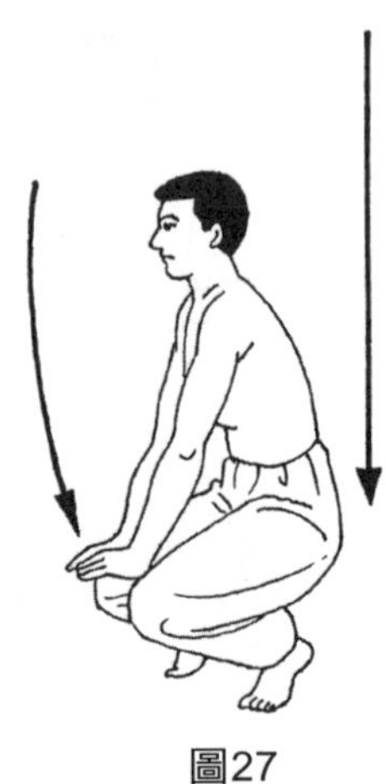
圖27

復，更加有效。

(16) 行者下坐勢——向下蹲坐的姿勢

【預備動作】

站立，兩腳張開與肩膀同寬，兩手自然垂於體側。眼睛注視正前方。

【動作】

①（吸氣）首先，一面將腳跟微微抬起，手掌心向上，兩手抬至肩部的高度。然後，手掌心轉為向下，兩膝逐漸地彎曲；腰部向下，臀部坐在腳跟上似地蹲著；兩手下壓至接近地面（圖26～27）。

②（吐氣）慢慢地站起來，腳跟向下壓；兩手抬至肩部的高度，並向左右兩邊

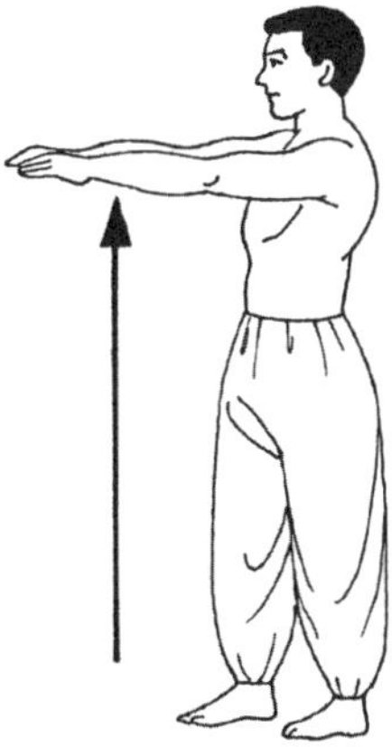

畫去，回復原預備動作的姿勢（圖28）。

※上身保持直立；蹲坐時，注意不要向前彎。

※不要將力量施於兩手腕。

※蹲坐時，吸氣；站起來時，吐氣。

【次數】

六～二十四次。

圖28

【功效】

對於腰、膝、腿等下半身的痲木有效。同時，對於手腕、膝關節炎的回復，亦有功效。

(17) 白鶴轉膝勢——繞膝的姿勢

【預備動作】

兩腳併攏，上身微微向前傾，兩手置於兩膝上。

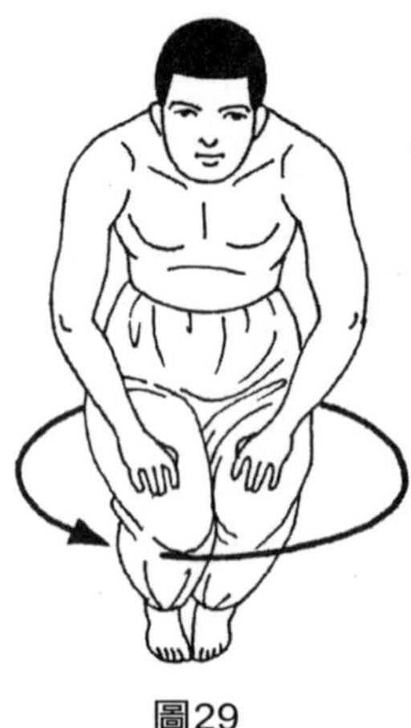
圖29

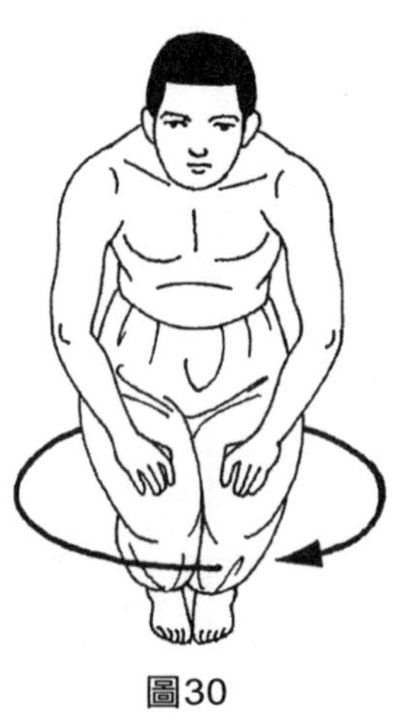
圖30

【動作】

①將兩膝朝左方向前、左、後，轉動（圖29）。

②將兩膝朝右方向後、右、前，轉動（圖30）。

※繞膝時，將視線置於前方一公尺處。

※向前轉時，吸氣；向後轉時，吐氣。

【次數】

左、右各六～二十四次。

【功效】

強化膝關節，防止腳力的衰弱；膝部的傷，在治療之後，可藉由此迴旋動作，迅速恢復機能。

(18) 青龍騰轉勢——蛟龍翻身的姿勢

【預備動作】

兩腳張開，比肩膀的寬度更寬一些，兩手自然垂於體側。眼睛注視正前方。

【動作】

①（吸氣）左腳尖向左轉，身體向左；兩手從左下方舉至頭的左上方；上身向後仰。然後（吐氣），上身微微向前彎，兩手向下壓；通過腹部的前方，轉回正面，回復原預備動作的姿勢。

②繼續（吸氣），右腳尖向右轉，身體向右；兩手從右下方舉至頭的右上方；上身向後仰。然後（吐氣），上身微微向前彎，兩手向下壓；通過腹部的前方，轉回正面，回復原預備動作的姿勢（圖31～34）。

※視線追隨著兩手的動作。將手抬起來時，臉朝上仰；手往下壓時，則將臉朝下。

※抬手時，吸氣；手向下壓時，吐氣。

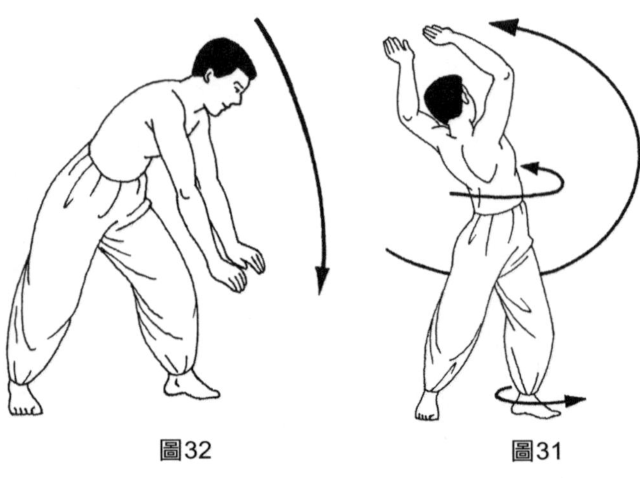

圖32　圖31

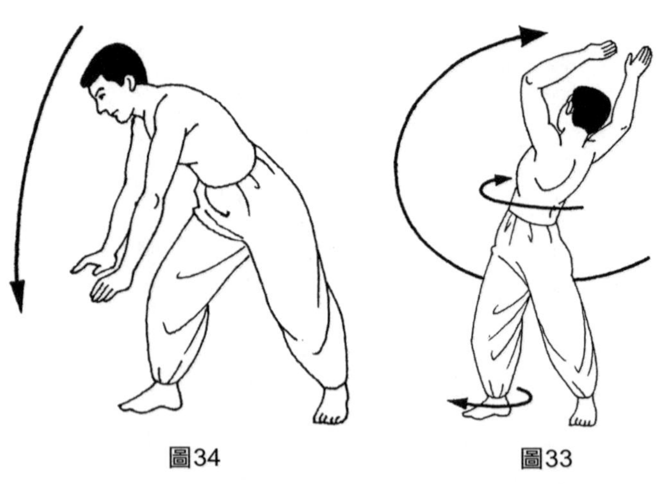

圖34　圖33

【次數】

六～二十四次。

【功效】

藉由一連串的動作，使各機能能夠更圓滑地運作；可強化大小關節，促進血液循環。同時，更有整治、調和心肺、胃腸、腎臟等全身各部位的功能。

此種青龍騰轉勢與(8)白馬分鬃勢和(12)鳳凰順翅勢，皆屬於對腰部的鍛鍊。因此，不僅可以增強腹部與腰部的肌肉，更可藉由肩部的回轉運動，強化肩關節，給予全身充沛的活力。這些運動可祛除全身的疲勞、倦怠；對於疼痛，頸、肩肌肉僵硬、肩關節炎等，皆有功效。

(19) 四面擺蓮勢——腳向前後、左右擺動姿勢

【預備動作】

站立，兩腳張開與肩膀同寬，兩手支撐著腰部。四隻手指在前，大拇指在後，貼於腰際。

【動作】

①（吸氣）左腳向前提舉，再往後踢。繼續（吐氣），左腳向內側提舉，再往外側踢；回復原預備動作的姿勢（圖35～38）。

②（吸氣）右腳向前提舉，再往後踢。繼續（吐氣），右腳向內側提舉，再注外側踢；回復原預備動作的姿勢。

※上身挺直，眼睛注視正前方。踢的時候，上身不要晃動，慢慢地做。

※腳往前後擺動時，吸氣；往左右擺動時，吐氣。

【次數】

左、右腳各三～二十四次。

【功效】

強健足腰，治療、預防下肢麻痺。

四面擺蓮勢與⑭羅漢伏虎勢、⑯行者下坐勢、⑰白鶴轉膝勢，都主要為膝、腳踝關節的鍛鍊，因此能使下半身充滿活力。將四種姿勢組合在一起修煉，便能夠防止膝蓋萎縮、關節僵硬以及風濕；特別是防止腳力的老化，更見功效。

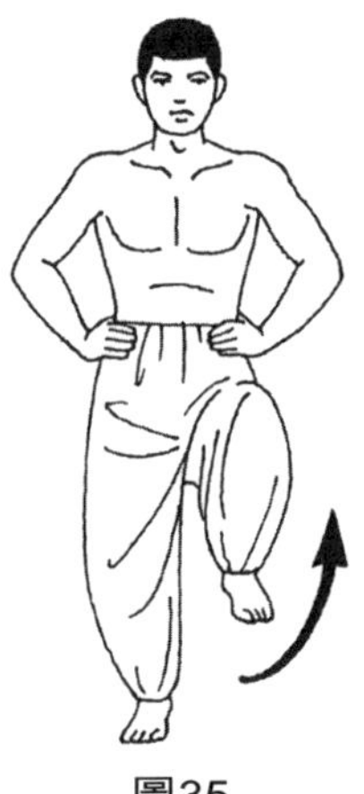
圖35

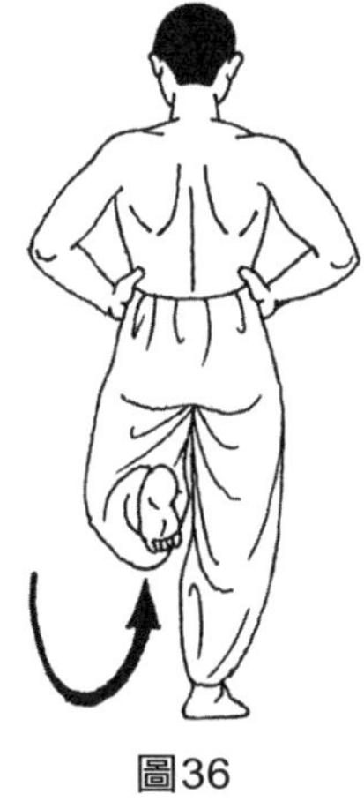
圖36

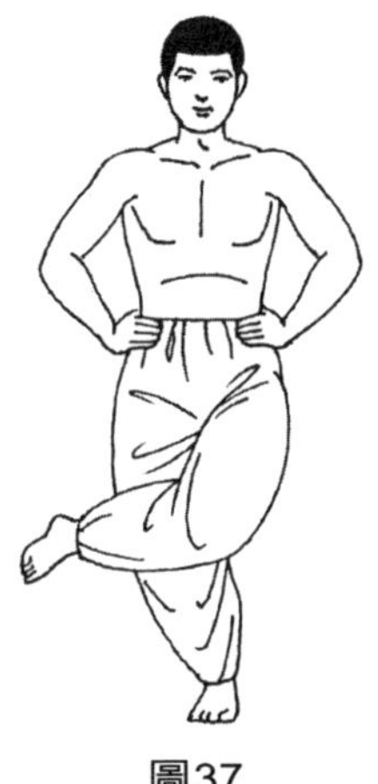
圖37

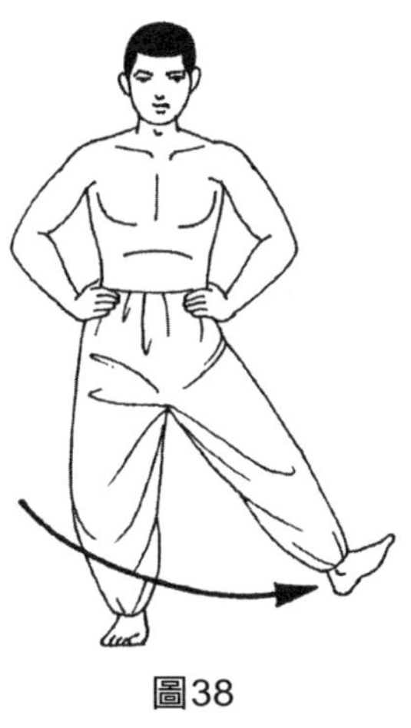
圖38

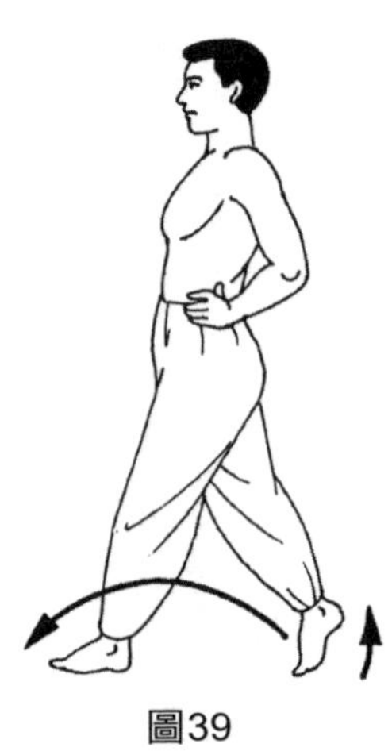
圖39

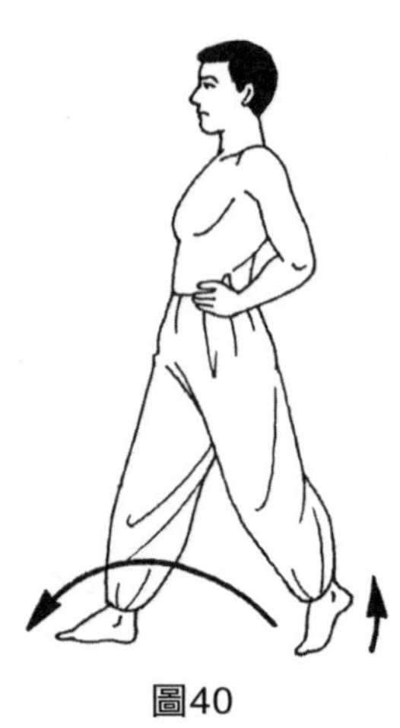
圖40

(20) 仙蹤徘徊勢

——繞行仙人足跡的姿勢

【預備動作】

兩腳併攏站好，兩手支撐著腰部。四隻手指在前，大拇指在後，緊貼著腰際。

【動作】

①（吸氣）舉起左腳，向前踏出一步；左腳著地的同時（吐氣），提起右腳跟（圖39）。

②（吸氣）舉起右腳，向前踏出一步；右腳著地的同時（吐氣），提起左腳跟（圖40）。

③（吸氣）左腳向後退一步，左腳著地的同時（吐氣），抬起右腳尖（圖

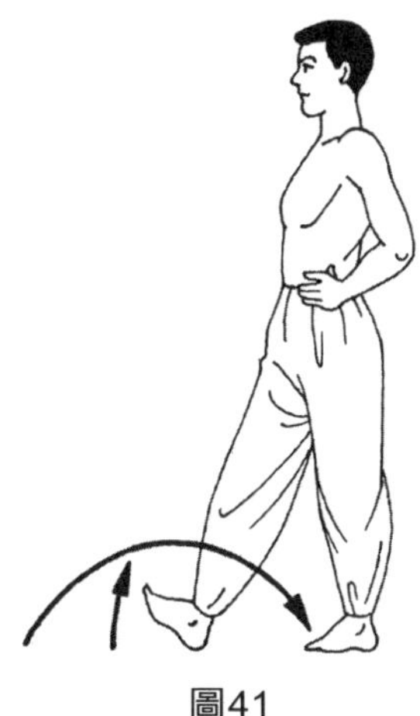
圖41

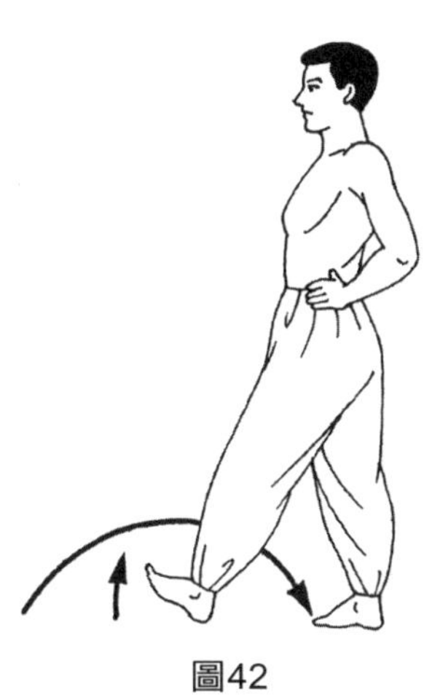
圖42

41）。

④（吐氣）右腳向後退一步，右腳著地的同時（吐氣），抬起左腳尖（圖42）。

※上身挺直，提腳時，盡可能地將肌肉拉緊。眼睛注視正前方。

※提腳時，吸氣；著地時，吐氣。

【次數】

左、右腳前進以及後退各六～十二次。

【功效】

加強腳力，使步行更加輕快。由於鍛鍊腳部的肌肉，因此，能夠治療足腰的麻痺、倦怠以及步行困難。

此外，吃飽飯後，修煉此功（單獨修煉），有助於消化。對於久坐辦公室的人們，練習這種姿勢相當好。

整理運動

修煉了各種姿勢之後，即有做整理運動的必要。氣功可自然放鬆，使心情沈靜下來；練功後，全身特有的休息狀態，也就是處於放鬆的狀態。若是立刻回歸於日常性的行動，處於放鬆狀態的肌肉及關節，便會被迫急速緊縮，招致全身各部位不協調，便有損「氣」的運行。

為求「氣」的充實，練功後做一些整理運動，務使身體各部位慢慢地恢復原來的狀態。此外，亦可以五～十分鐘的散步，來取代整理運動。

中國有句話——「拳後百步，終生不進藥舖（運動後如果再行走百步，一生都沒有進藥舖的必要）。」由此可見整理運動是多麼重要。

整理運動大致可分為以下三部分：

(1) 頭、臉的按摩

①以兩手的四隻手指（除了大拇指外）按摩，從額頭中央，通過頭頂，一直到頸部，再回到額頭。反覆做六～七次。

②以中間三隻手指頭，右手置於右臉部，左手置於左臉部，輕輕地按摩臉部。先從眉間沿著眉骨，到耳後；再經過下巴，通過鼻廓，回到眉間。反覆做六～七次。

(2) 關節、筋骨的屈伸

①兩手輕輕地握，慢慢地張開。兩手腕也跟著動，反覆做六～七次。

②上身向前後彎，反覆做六～七次。

③以兩手壓著膝蓋，做六～七次的繞膝動作。

④兩手腕向前後擺動。腳輕輕地原地踏步。

(3) 拍打肌肉

①以手掌拍打腕部的肌肉，由上到下，輕輕地拍打，兩手腕各六～七次。
②以兩手掌拍打左右胸部，由上至下，輕輕地拍打，做六～七次。
③以兩手掌拍打腹部和臀部，由前至後，輕輕地拍打，做六～七次。
④以兩手掌拍打兩腿，由上至下，輕輕地拍打，做六～七次。
最後，再做六～七次的深呼吸。

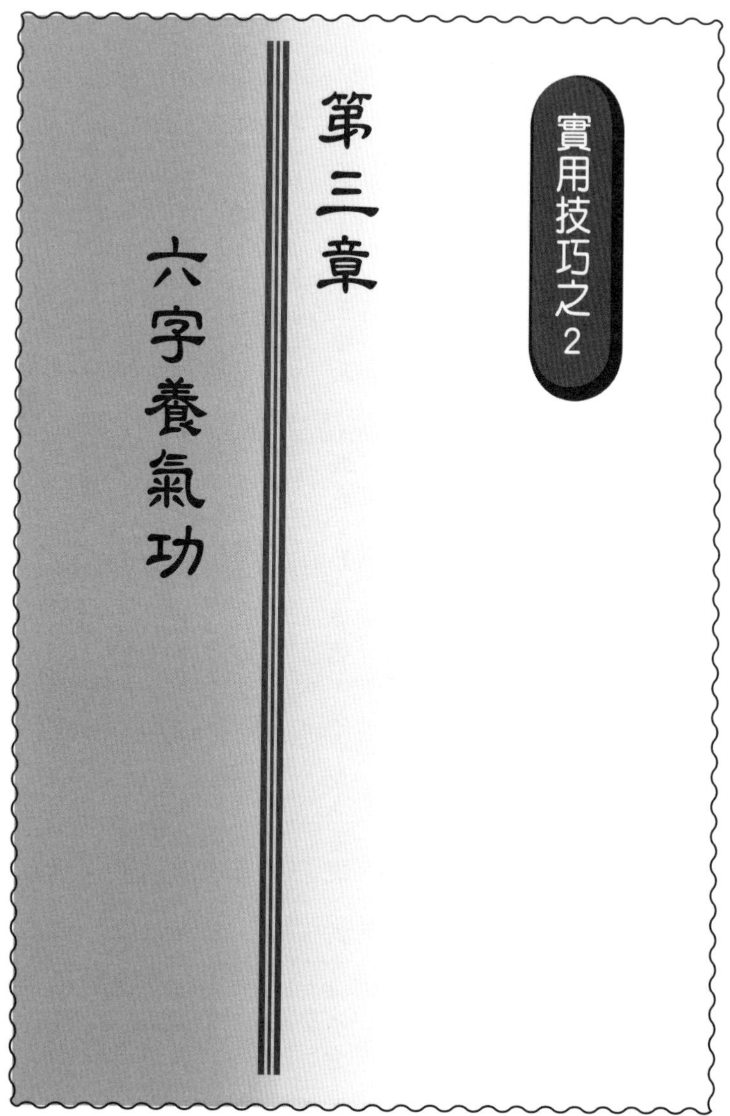

實用技巧之2

第三章　六字養氣功

為了健康長壽的發聲呼吸法

六字養氣功是伴隨著發聲的呼吸法，係中國自古以來的養生法，亦稱為孫真人養氣功。

此種功法是根據經絡學說的五行相生論（繞行天地、作育萬物的木、火、上、金、水等五種氣），順應季節的變化，以口型為基礎，結合呼吸意念（意識）、動作，強化內臟各器官的一種健康長壽的身心鍛鍊法。

【六字養氣歌】

心臟屬呵脾屬呼　腎吹肺呬也須知

肝臟說來噓字是　三焦雍處要唸嘻

【意義】

心臟屬於呵字，脾臟屬於呼字。腎臟是吹字，肺臟是呬字，這不可不知。至於肝臟，可說是噓字。三焦雍處則必須讀作嘻。

六字養氣功的醫療原理及功效

若根據中國醫學的經絡學說來看，人體內臟機能與真氣運行，藉由人體內外的作用，受到影響；一般認為，某些文字的發音口型及內臟機能，有著相當密切的關連。

例如，我們發音時的口型，各式各樣，皆不相同；然而，這些相異的口型，在唇、舌、口、喉等部位，帶來了各種各樣不同形狀的變化；這些變化，對於內臟機能，亦帶來了不同的作用。

六字養氣功便是以此種醫療原理做為基礎，而「呵」、「呼」、「吹」、「呬」、「噓」、「嘻」這六字的發音口型，被認為與心臟、脾臟、肺臟、肝臟、三焦的經絡有關連。利用這六個字的發音口型，再加上呼吸意念（意識）、動作，藉著練習，便能夠強化、恢復、維持各內臟的機能。

由於經絡的通行變得順暢，促進氣血運行，而能夠調和陰陽；維持生命的能量——真氣，也就相對地旺盛起來。

以下，簡單地敘述各字發音口型的醫療原理及具功效。

1. 噓字口型的醫療原理及功效

噓字口型是強化肝臟的口型。肝臟屬於五行中的木，由於樹木是在春天生長；若是在春季，以噓字口型鍛鍊身體，便容易治癒肝炎等肝臟疾病。對於沒有病的人，則有強化肝臟的作用。

此外，由於肝臟與眼睛的經絡相通，因此修煉噓字口型，亦能夠強化視力。

2. 呵字口型的醫療原理及功效

呵字口型是強化心臟的口型。心臟屬於五行中的火，其時節為夏。若是在盛夏之季，以呵字口型鍛鍊身體，則能夠強化心臟，治療並預防狹心症、心肌梗塞等心臟方面的疾病。

此外，心臟與腎臟、心臟與舌頭，其經絡相通；因此，修煉呵字口型之後，若也修煉吹字口型，則心腎相連，可期待更進一步的功效。

3. 呼字口型的醫療原理及功效

呼字口型與脾臟的經絡相通，因此，有強化脾臟機能的功效。脾臟屬於五行中的土，其時節為四季的最後十八天。在這段時間，若以呼字口型，鍛鍊身體，則能夠強化脾臟。

但是，若效果不好時，最好在修煉呼字口型之後，再加練呵字口型。

4. 呬字口型的醫療原理及功效

呬字口型可以祛除鼻塞、鼻炎、支氣管炎等肺部疾病。肺臟屬於五行中的金，其時節為秋。

從夏季的尾聲向秋涼的季節移行時，血管容易收縮、肺部容易感染疾病；因此，以呬字口型鍛鍊身體，可強化肺臟；亦可避免感染傷風。

5. 吹字口型的醫療原理及功效

吹字口型與腎臟、毛髮、眼睛、耳朵的經絡相連接。腎臟屬於五行中的水，其時節為冬。

若是在冬季，經常以吹字口型鍛鍊身體，不僅能強化腎臟，對於眼睛的疾病以及耳朵、毛髮等方面，皆有效果。

6. 嘻字口型的醫療原理及功效

嘻字口型與胃腸、膀胱等三焦的諸經絡，緊密地連接在一塊。三焦屬於五行中的火；然而，由於三焦是臟器中最大的內臟，故與四季無關；經常修煉嘻字口型，對身體相當好。

此外，與呼字口型併用，對一般疾病都有效果，尤其對於較輕微的疾病，甚至可達到自然痊癒的效果。

就六字養氣功的各字口型，以及五行、季節的關係，以左表列之。

■六字養氣功六字配屬表

六字	臟器	季節	五行	五官
噓	肝	春	木	目
呵	心	夏	火	舌
呼	脾	四季末十八日	土	口
呬	肺	秋	金	鼻
吹	腎	冬	水	耳
嘻	三焦		火	

練功前後的領會

預備動作

在修煉各口型前，必須先進入預備動作。

首先，放鬆全身的肌肉與關節，祛除不必要的力量；保持「輕鬆」的狀態，祛除雜念，使心情平靜，讓身心保持穩定的狀態。

身體直立，兩腳與肩膀同寬，雙足平行張開，肩部放鬆，手肘下垂，不要擴胸而讓背脊舒適地伸展；腰部放鬆下沈，眼睛注視正前方。

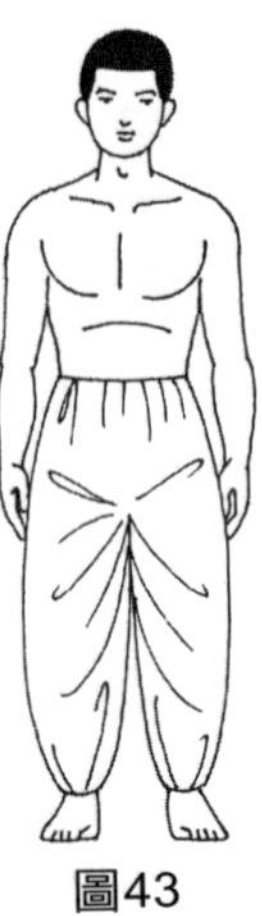
圖43

簡言之，就是去掉肩、腰、背、腿、膝、腕、十指的力量，略呈輕微晃動的狀態（圖43）。

預備動作是要使身心二者，都呈「鬆」、「靜」、「自然」的狀態，而這也是最重要的。

呼吸法

六字養氣功是使用腹式呼吸法。

首先，張開嘴，一面發音，一面吐氣，然後再吸。吐氣時，肛門做緊閉狀態，吐出內臟經絡的廢氣。初學者開始時，為了矯正嘴型，發音時愈大聲愈好。口型習慣後，就能順利導氣；能夠順利導氣後，發音的大小也就無所謂了。

持續發音直到氣吐盡後，輕輕地閉上嘴巴，舌頭頂住上腭，從鼻子自然地吸入新鮮空氣。之後，稍微停止氣息，或是做一次的淺呼吸；然後，再進入第二次的發音。

整理運動與練功次數

練完各口型之後，一定要做一次整理運動。

手肘微微彎曲，手掌心向下，將兩手舉至肩膀的高度（圖44）；將手掌心轉向上（圖45）；如畫弧似地將兩手擺至臉前（圖46）。手掌心向下，兩手的手指併攏向下，慢慢地將兩手下壓至丹田處（肚臍下方）（圖47）。

整理運動是自然地呼吸。

練功的次數則和其他的功法相同，端視自己的體力而定。六字養氣功以六次做為一組，做完六次後，就進行一次整理運動；之後，再進行第二組練功。

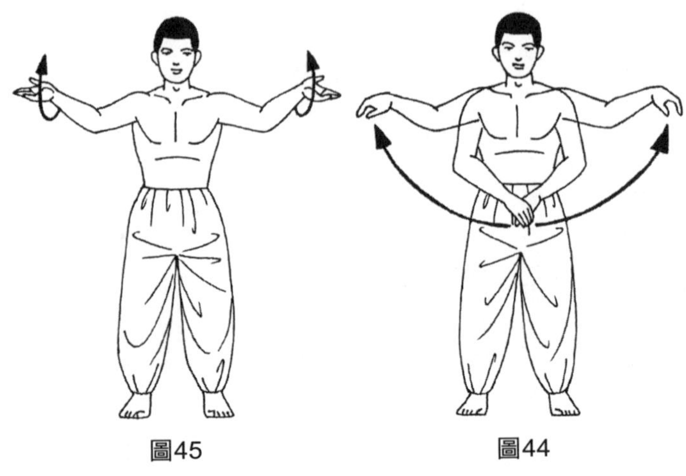

圖44 圖45

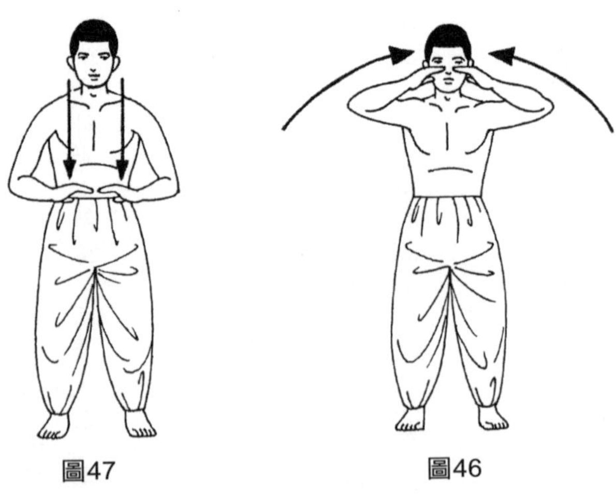

圖46 圖47

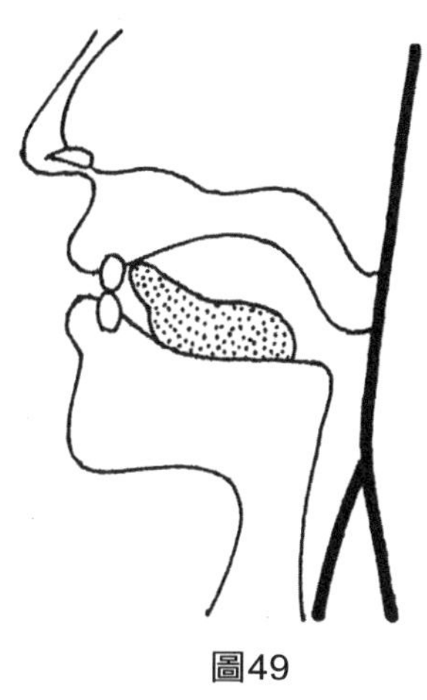
圖49

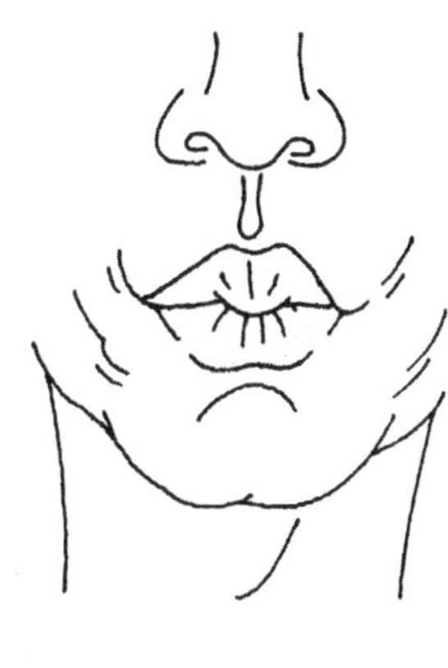
圖48

在練功次數多的情況下，為了讓內臟能有些許的休息，必須先進行整理運動，再繼續練功，這是相當重要的。

六字養氣功的技法

(1) 噓字口型練功法

【發音】

噓　xū　ㄒㄩ

【口型】

上下唇輕輕閉合，舌尖向前伸，抬起；舌頭兩端微微向內捲起（圖48～49）。

【動作】

男性左手在下、右手在上，女性右手在下、左手在上，將兩手重疊於肚臍之上。眼睛儘可能地睜大，注視肝區（右肋骨下部）。

一面發出長且均的「噓」，一面吐氣；氣吐出之後，將嘴巴輕輕閉合，舌頭頂住上腭，由鼻子吸入空氣，再稍微閉氣或做一次淺呼吸；之後，再進行「噓」的發音。

反覆做六次為一組，做完一組，便進行整理運動。

【意識】

一面發「噓」音，一面以意識使氣沿著經絡運行。這對初學者而言，也許相當困難；但是，習慣動作之後，便能夠以意識來導氣。

「噓」字口型使氣繞行於肝經。它從位於右腳大拇趾外側的大敦穴，經中都、會陰，連絡胃經、肝經；再從下巴進入眼球、腦部，再向下一直到右手大拇指尖的少商穴（圖50）；以意識使氣運行，這是相當好的。

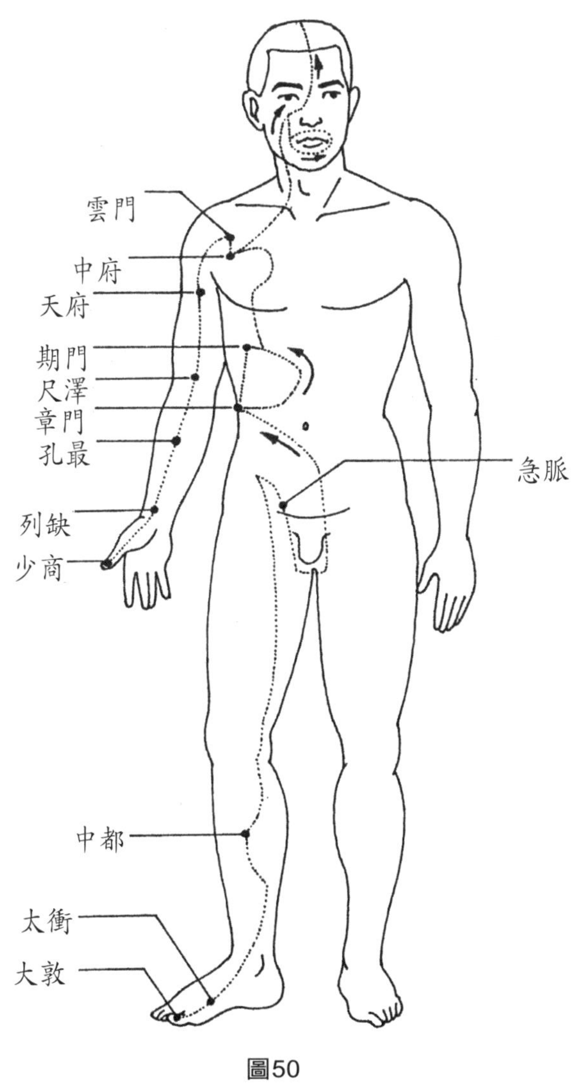

圖50

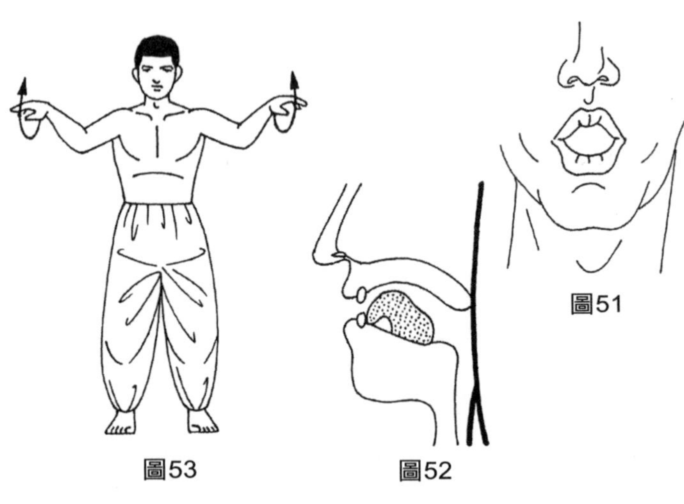
圖51

圖53　圖52

(2) 呵字口型練功法

【發音】

呵　kē　ㄎㄜ

【口型】

嘴巴半開，舌頭抵住下腭（舌兩側也接觸到下腭），將力量注入下巴（圖51～52）。

【動作】

手肘微微彎曲，手掌心向下，兩手提至肩膀的高度。將手掌心翻轉向上（圖53），將兩手舉至耳朵的高度，靠近臉（圖54），再將手掌心向下，兩手的手指併攏相向（圖55）。一面發「呵」的音，

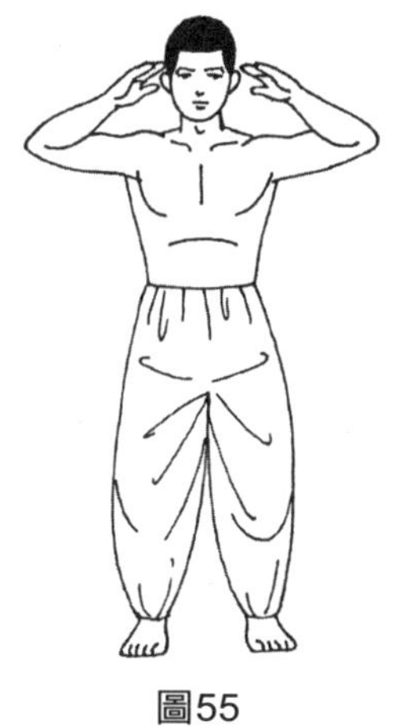
圖55

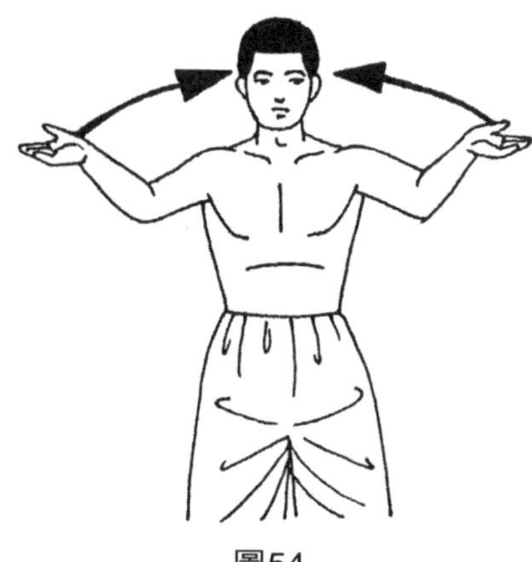
圖54

一面將兩手慢慢地推壓至丹田，在手落至丹田處時，將氣吐盡（圖56）。吸氣後，稍微停止呼吸或做一次淺呼吸，之後，再進行第二次的發音。

反覆做六次為一組，做完一組，便進行整理運動。

【意識】

此種口型，使氣由脾經繞行心經。一支是由腳的大拇趾的隱白穴，經商丘穴，

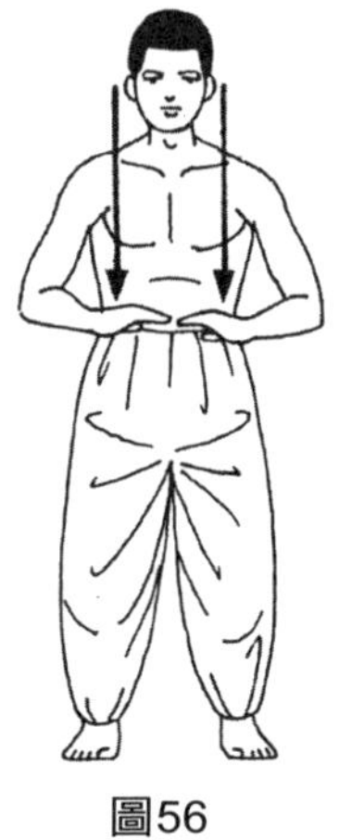
圖56

沿大腿內側，與小腸連絡。另一支則進入食道、眼睛，沿著手腕內側，經過少海穴，到達小指指尖的少衝穴（圖57）。沿著經絡，以意識來導氣。

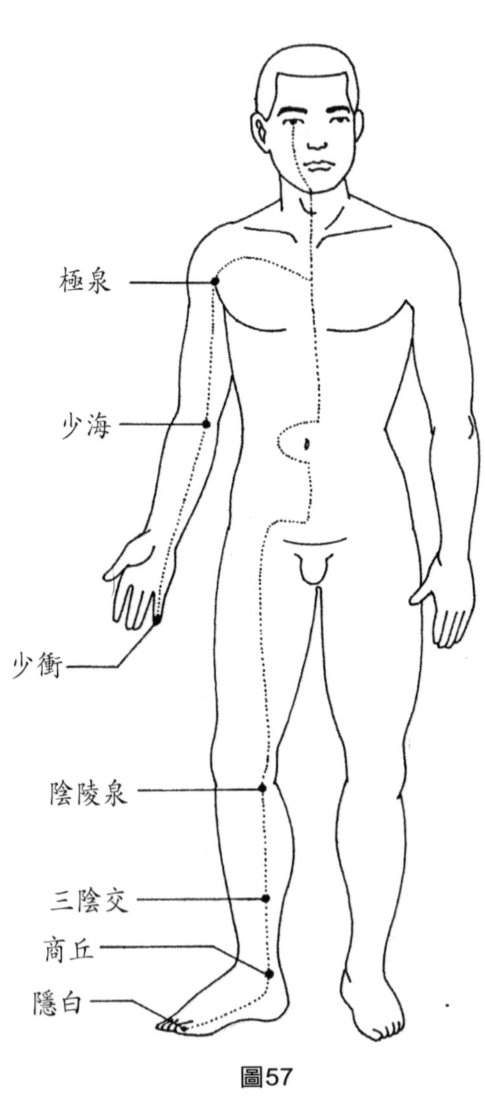

圖57

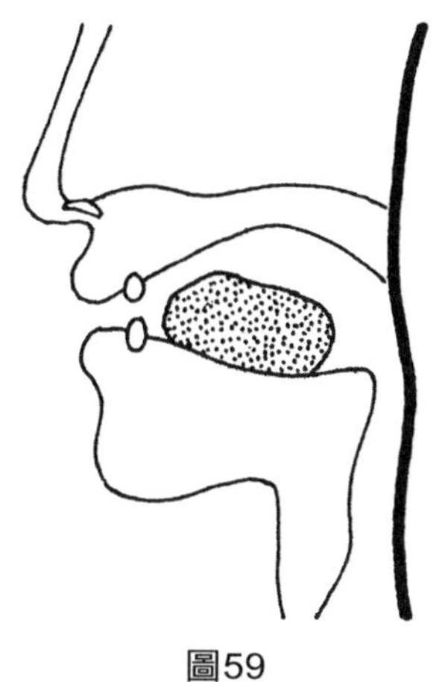
圖59

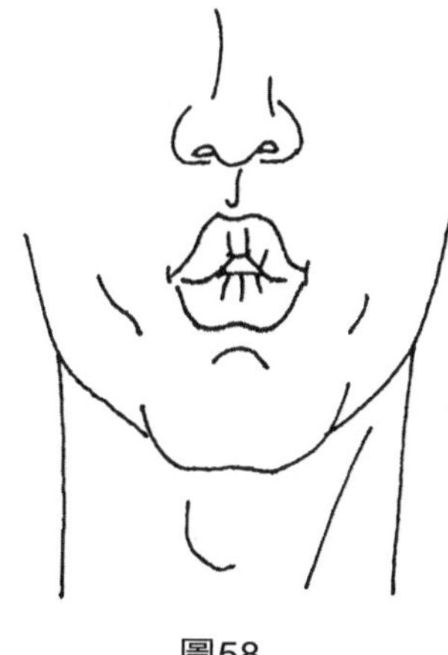
圖58

(3) 呼字口型練功法

【發音】

呼　hū　ㄏㄨ

嘴巴呈尖形，開一個小圓形；舌頭平放，注入力，向前伸，並微微向上捲（圖58～59）。

【動作】

手掌心向上，兩手的手指併攏相向；兩手從下腹部提舉至胸部處（圖60）。將手掌心翻轉向下，一面發「呼」的音，一面將右手如托天般地，向頭頂右上方舉起；一面將左手如壓地般地，向下壓（圖61）。氣吐出之後，一面吸氣，一面將手

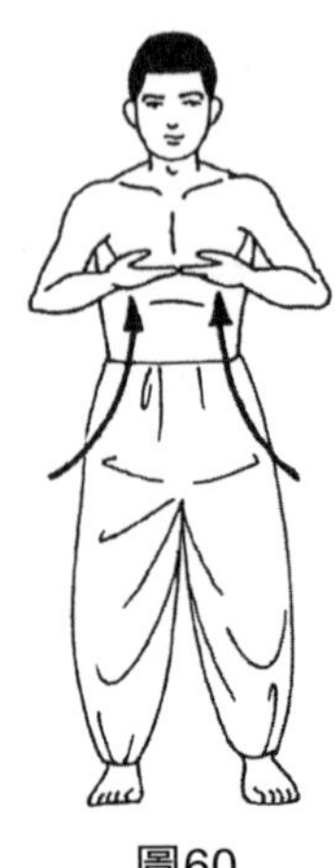
圖60

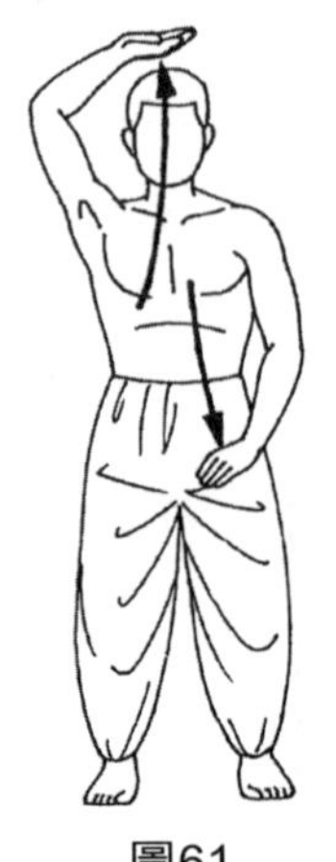
圖61

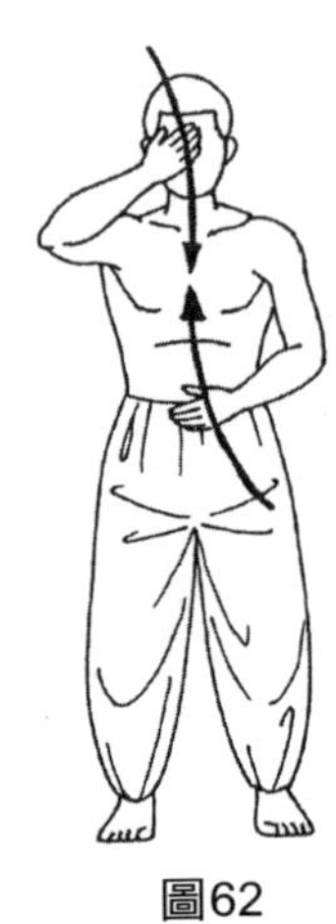
圖62

掌心向內，右手由面前慢慢滑至胸前，左手沿著腹部舉至胸前（圖62），左手在內、右手在外，兩手重疊於胸前（圖63）。由此姿勢再轉換成左手向頭頂左上方舉起，右手向下方壓；然後再進入第二次發音（圖64）。

反覆做六次（左、右各三次）為一組，做完一組，便進行整理運動。

【意識】

此種口型使氣繞行於脾經。由腳大拇趾的隱白穴，經大都、公孫，進入脾臟，再經食竇、周榮，與胃連絡，一直到達大包穴（圖65）；皆以意識導氣運行。

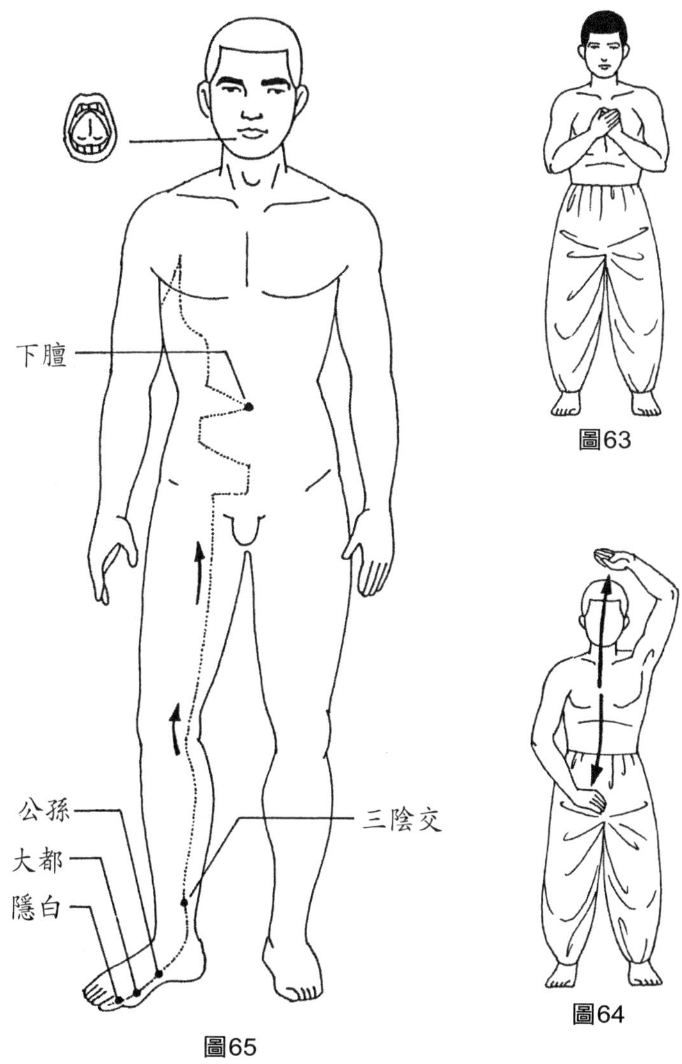

圖63

圖64

圖65

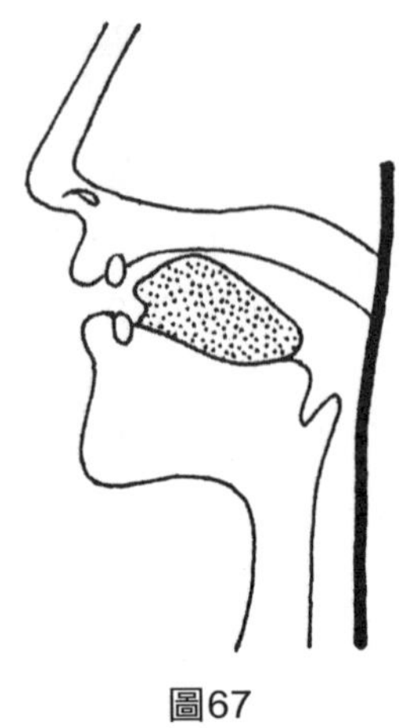
圖67

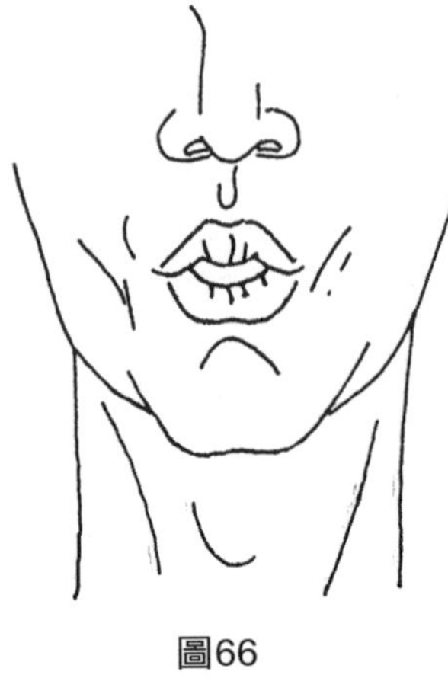
圖66

(4)呬字口型練功法

【發音】

呬 si ㄙ

【口型】

嘴唇微微向後牽引，上下齒稍稍分開，不接觸地使其微微閉合；舌尖輕輕地置於上下齒的齒縫間；由舌兩側將氣放出（圖66～67）。

【動作】

將手掌心向上，兩手的手指併攏相向，手呈握球狀，慢慢由肚臍上舉至胸部（圖68）。手掌心翻轉向外，一面發「呬」的音，一面如鳥獸展翅般，將兩手

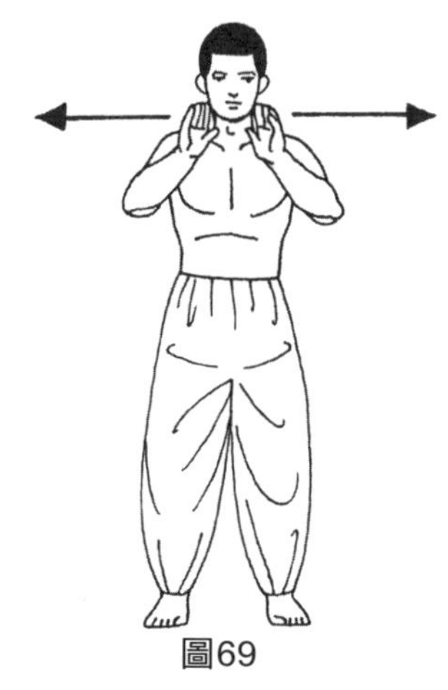
圖69

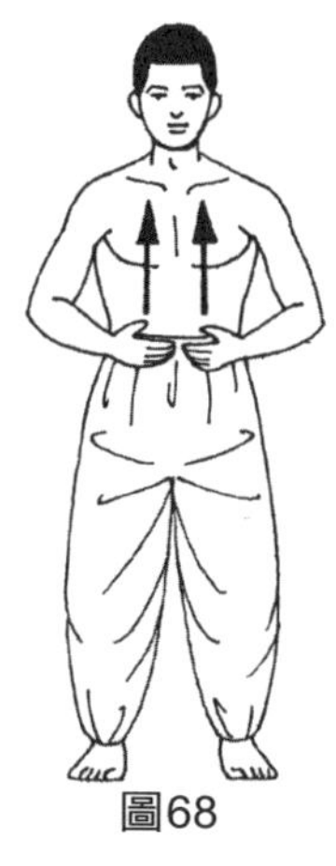
圖68

向左右伸展開（手肘不完全伸直，微微彎曲）（圖69～70）。氣吐盡之後，再一面吸氣，一面將兩手自然向下壓至體側。稍微停止呼吸或做一次淺呼吸，然後，將兩手提起，進行第二次的發音。

反覆做六次為一組，做完一組後，再進行整理運動。

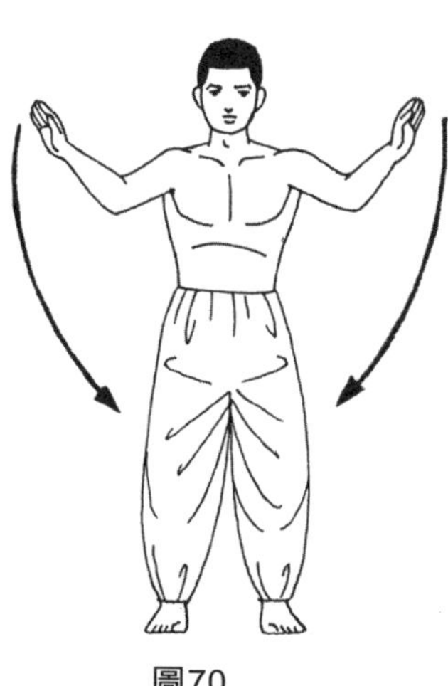
圖70

【意識】

此種口型使氣由肝經繞行肺經。一股從腳的大拇趾外側的大敦穴，經胃，進入肺，再經中府、太淵穴、魚際穴，到達右手大拇指的少商穴。另一股則經過食指端的商陽穴，趁著吸氣，到達腳的第二趾的厲兌穴（圖71）。憑藉意識，沿著經絡導氣。

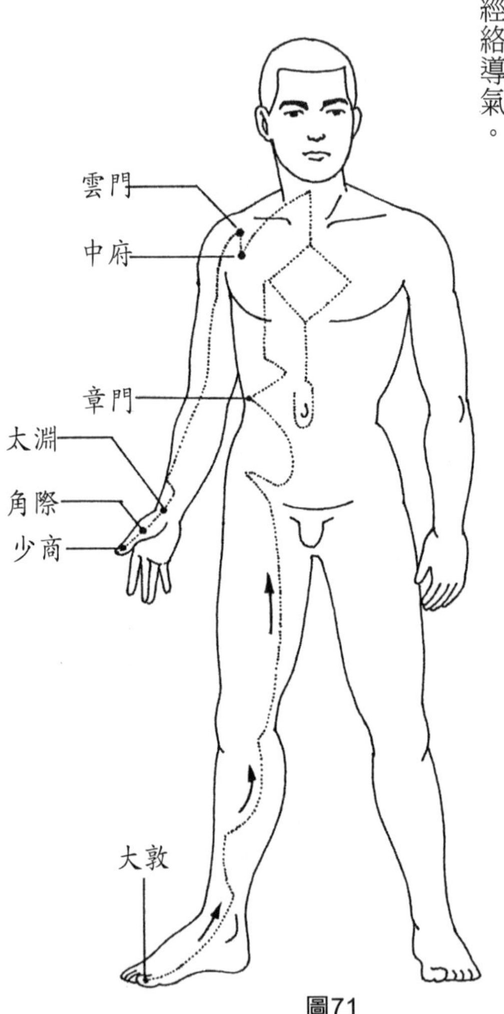

圖71

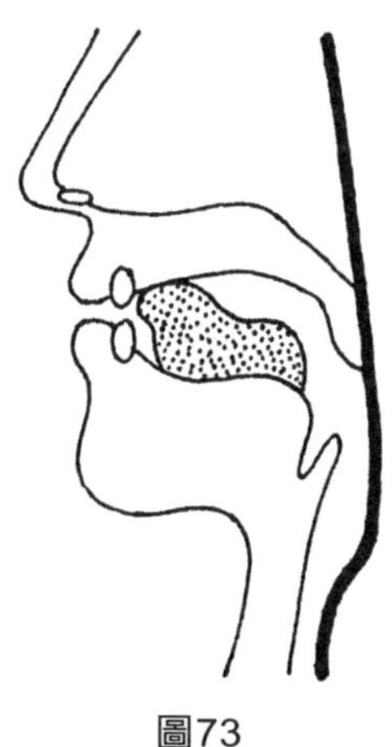
圖73

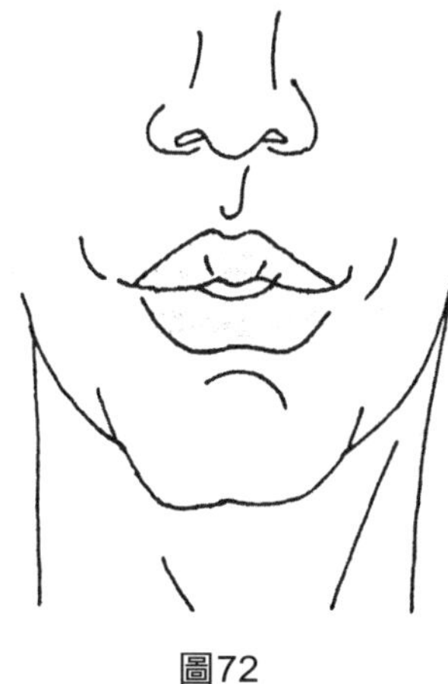
圖72

(5) 吹字口型練功法

【發音】

吹　Chui　ㄔㄨㄟ

【口型】

嘴巴微微張開，舌頭捲起，舌面滑過上腭，使破裂般地發音（圖72～73）。

【動作】

手掌心向內，兩手的手指尖整齊地向下垂放，兩手由下腹慢慢舉至肩胛骨下方一點點的地方。以兩手指尖由內向外畫圓（圖74），在胸前，如抱大球般地，使兩手的手指併攏相向（圖75）。一面發「吹」的音，一面屈膝使腰下沈，兩

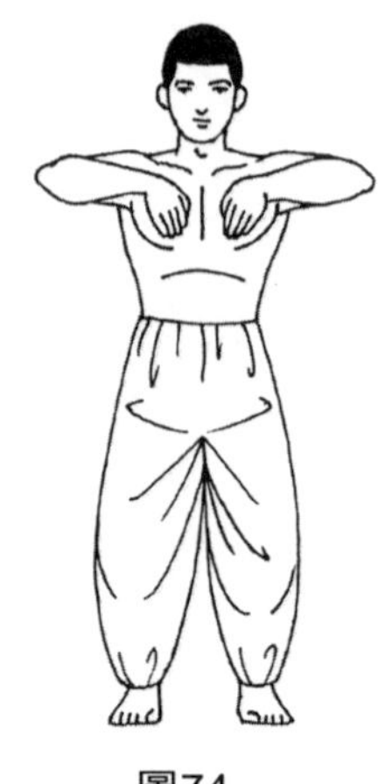
圖74

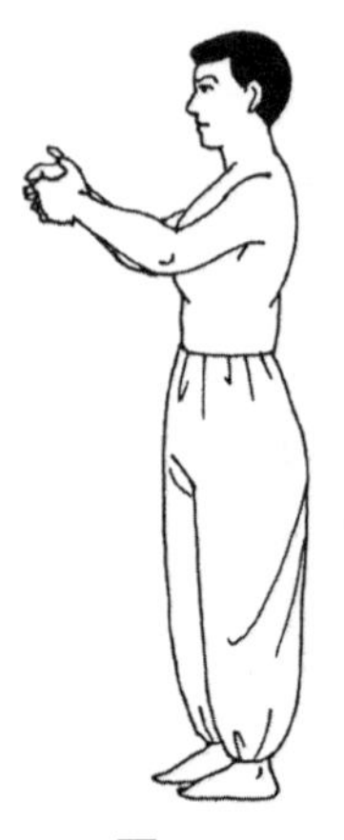
圖75

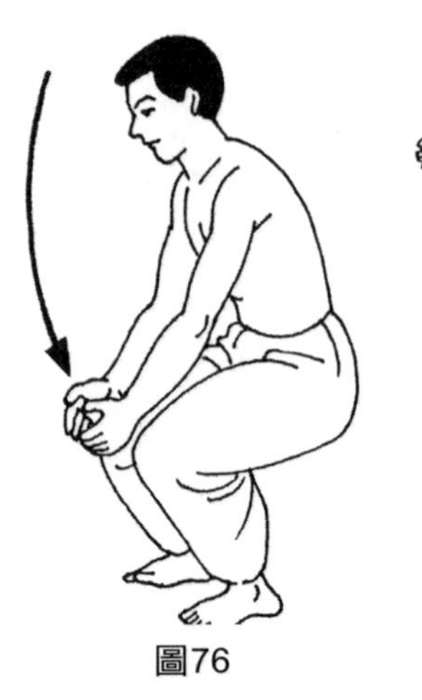
圖76

手保持抱球的狀態，自然地向下垂（圖76）。上身儘可能地伸直，腰向下沈時，千萬注意膝蓋不要超過腳尖。吸氣之後，慢慢地站起來，將兩手自然地垂於體側。稍微停止呼吸或做一次淺呼吸，然後，再進行第二次的發音。

反覆做六次為一組，做完一組後，再進行整理運動。

【意識】

此種口型使氣繞行於腎經。一股由腳底板的湧泉穴，經過脊椎，進入腎臟，再到達膀胱、肝臟、橫膈膜、肺、喉。另一股由肺經過膻中穴，通過天池、曲澤，到達中指尖的中衝穴（圖77）。藉由意識，沿著經絡導氣。

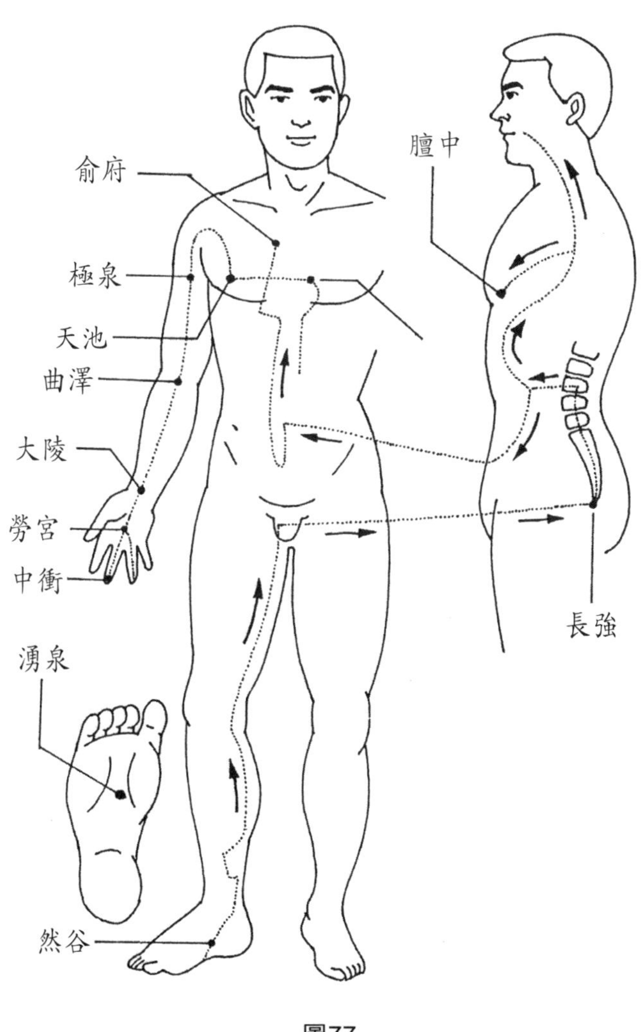

圖77

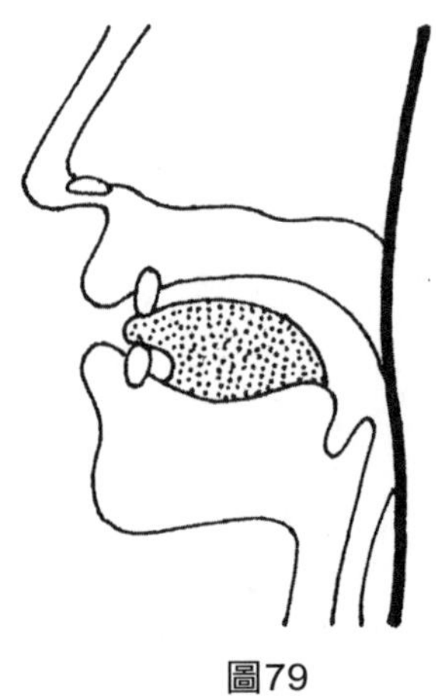
圖79

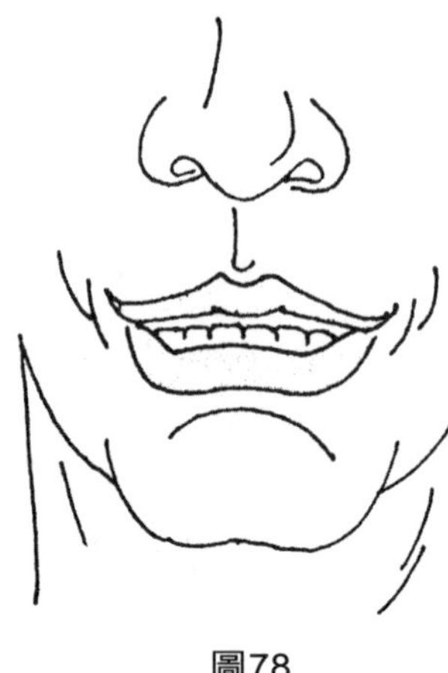
圖78

(6) 嘻字口型練功法

【發音】

嘻 xi ㄒㄧ

【口型】

嘴巴向左右張開，舌尖向下平平地伸展；使上下齒微微合起，嘴巴則不閉（圖78）。

【動作】

一面吸氣，一面將兩手的手指併攏相向，再將兩手由腹部舉至胸部處；手掌心翻轉向外（圖80~81）。一面發出「嘻」的音，一面使手掌心向上，將兩手往頭上舉去（圖82）。氣吐盡之後，再一面吸

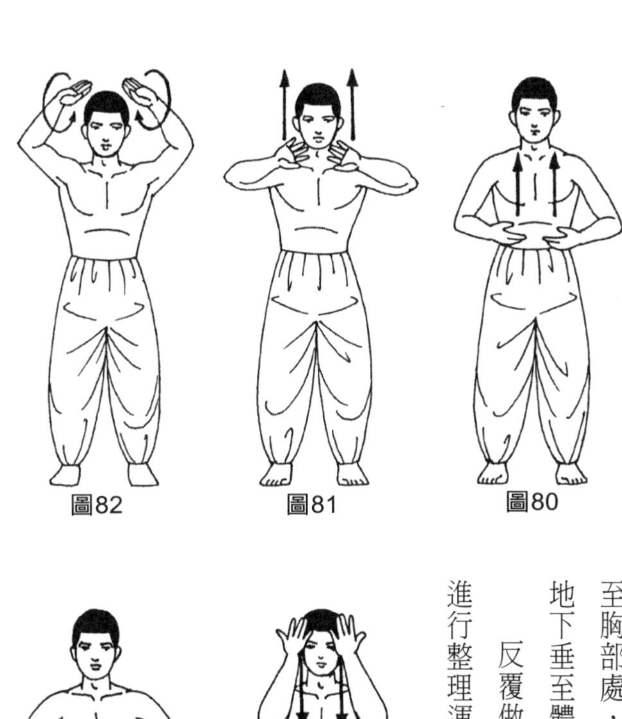

圖82　圖81　圖80

氣，將手掌心翻轉向內，兩手由顏面滑落至胸部處，再將指尖轉而向下，兩手自然地下垂至體側（圖83～84）。

反覆做六次為一組，做完一組後，再進行整理運動。

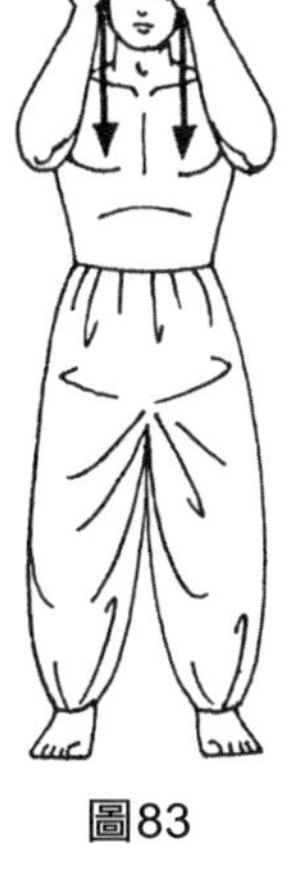

圖84　圖83

【意識】

此種口型使氣繞行於三焦經。從腳的第四趾足竅陰，經過丘墟穴，沿著腳脛通過外丘、環跳，進入三焦，再經缺盆、天髎，一直到無名指的關衝穴（圖85）；藉由意識，使導氣繞行。

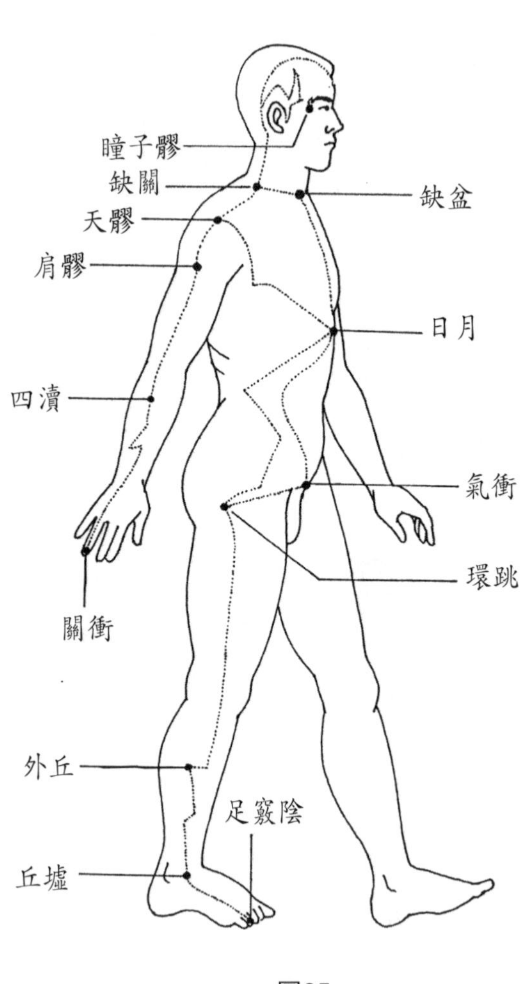

圖85

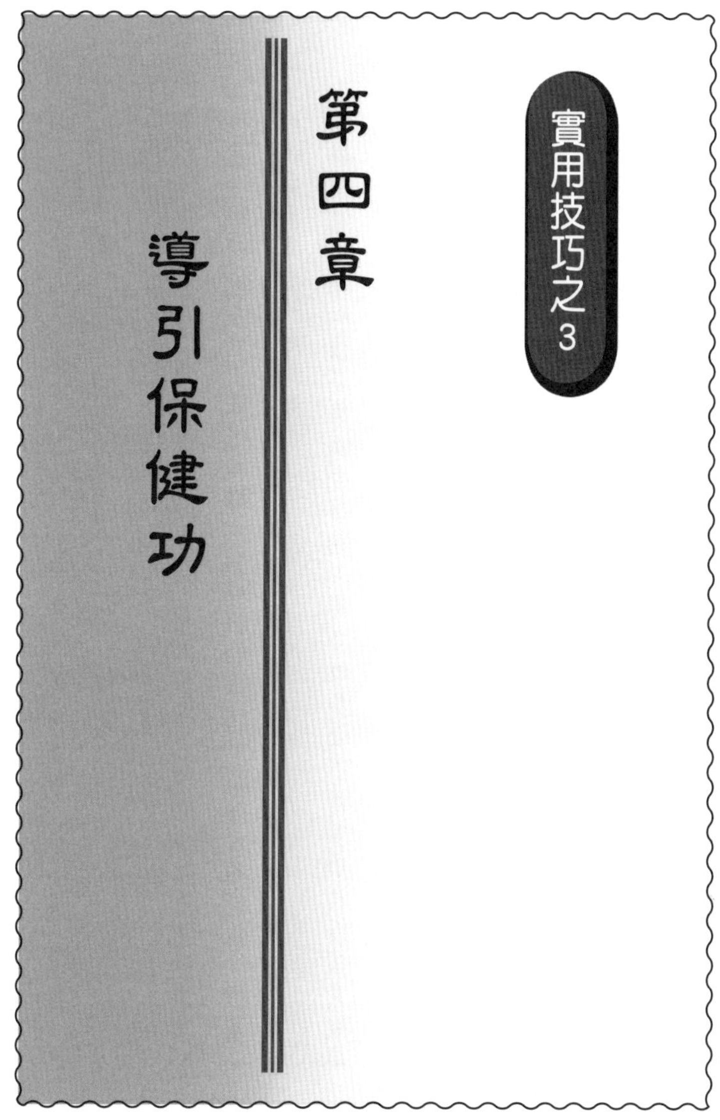
實用技巧之3
第四章
導引保健功

即使對癌也很有效的綜合療法

導引保健功是氣功中的權威，此為在北京教導氣功療法的張廣德先生所編輯的氣功鍛鍊法之一；係以人體十二經脈的生理以及病理的特性，做為基礎，加以編纂而成的經絡動功；且具有相當驚人的醫療功效。

此種功法是由八種姿勢組合而成，其功效各個不同，舉凡循環系統疾病、呼吸系統疾病、消化系統疾病等，適用範圍相當地廣，做為綜合療法，至今，對很多疾病都已發揮了驚人的療效。

按：張廣德著作有：

《舒筋壯骨功》、《導引保健功》、《頤身九段錦》、《九九還童功》、《舒心平血功》、《益氣養肺功》、《養生太極扇》、《養生太極棒》、《導引養生形體詩韻》、《四十九式經絡動功》等。

預備動作

雙腳張開站立，寬度與肩膀同寬，腳尖平行向前。兩手自然垂於體側，指尖向下，眼睛注視正前方（圖86）。

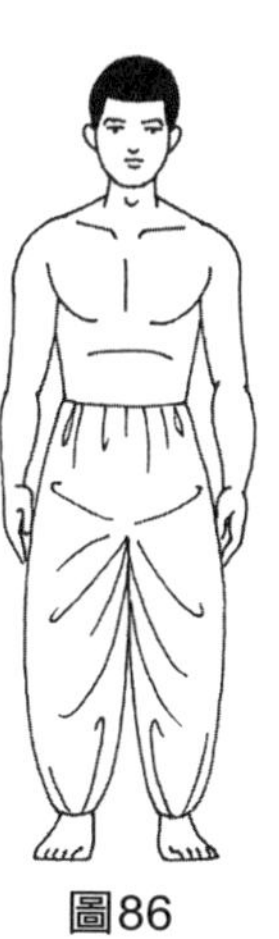

圖86

【注意事項】

①上身挺直；頭不必用力，不必勉強挺直；下巴微微抬起；胸部不用擴張，腰部不可彎，背脊輕鬆愉快地挺直。

②將精神集中於丹田處（肚臍下方），使心沈靜下來。

③將全身多餘的力量放掉，使身體放鬆。

第一式調息吐納——以呼吸調節氣息的姿勢

【動作】

①（吸氣）夾緊臀部，將其微微抬起；手肘自然地伸直，將兩手從體側向前

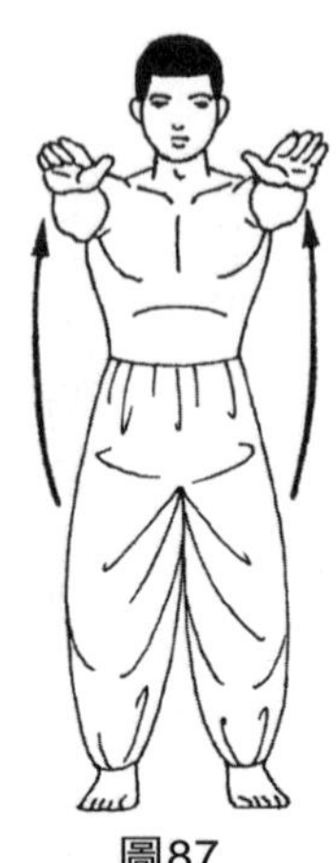
圖87

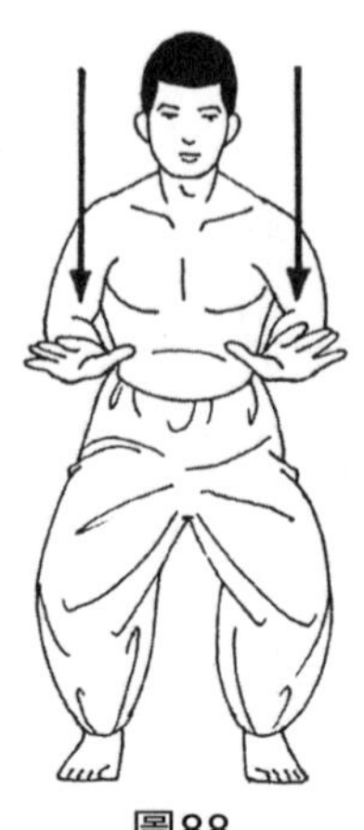
圖88

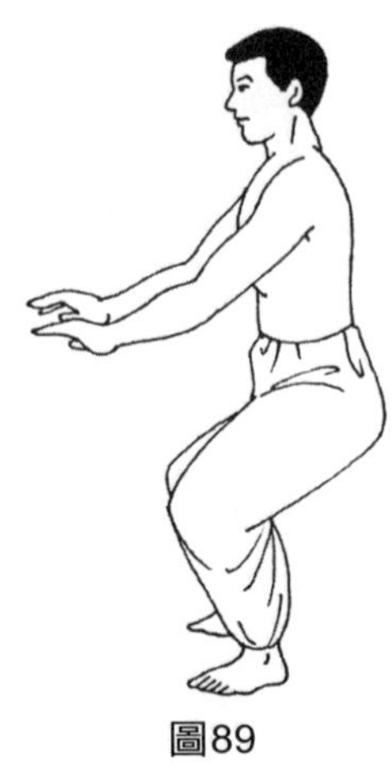
圖89

方，慢慢地舉至同肩膀的高度。兩手相距的寬度同肩膀的寬度，手掌心向下，眼睛注視正前方（圖87）。

②（吐氣）放鬆腹部與臀部，使腰下沈，膝蓋輕輕彎曲的同時，如何地面下壓般地，將兩手壓至腹部前方。上身挺直，眼睛注視正前方（圖88～89）。

③與①相同。

④與②相同。

【次數】

由①到④做為一組，反覆做二～四次。

【功效】

調息是為了培養真氣的一大要素。

此式亦可稱為準備功，有壓抑情緒、安

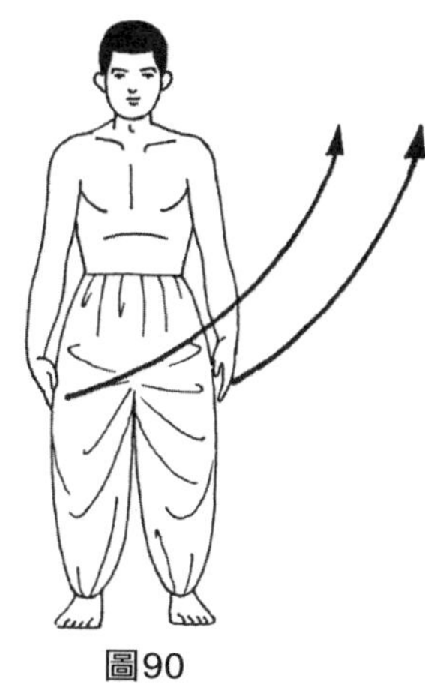
圖90

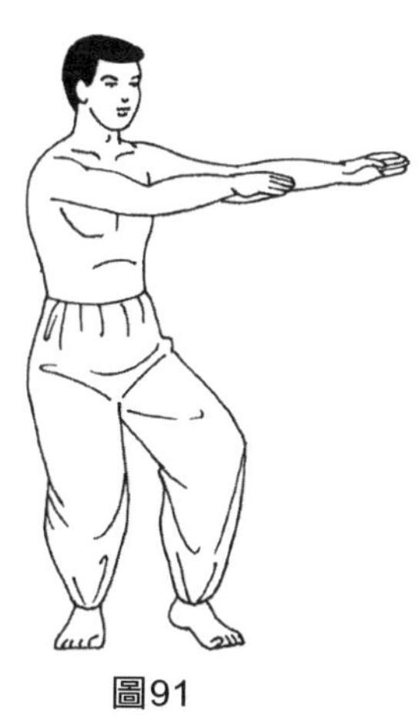
圖91

定精神的作用；可使「氣」、「血」在人體十二經脈中，順暢運行。

第二式　順水推舟——順著水流，推動舟船的姿勢

【動作】

①（吸氣）由預備式開始；先夾緊臀部，使臀部微微抬起；身體向左轉四十五度，重心放置於右腳，右膝微曲，左腳跟提起。同時，將手肘伸展開，兩手向前提舉至胸部的前方，手掌心向下（圖90～91）。

繼續，左腳向前跨出一步；抬起腳尖，使腳跟著地。同時，手肘彎曲，將兩手拉回至胸前。手掌心向外，指尖朝上（圖92）。

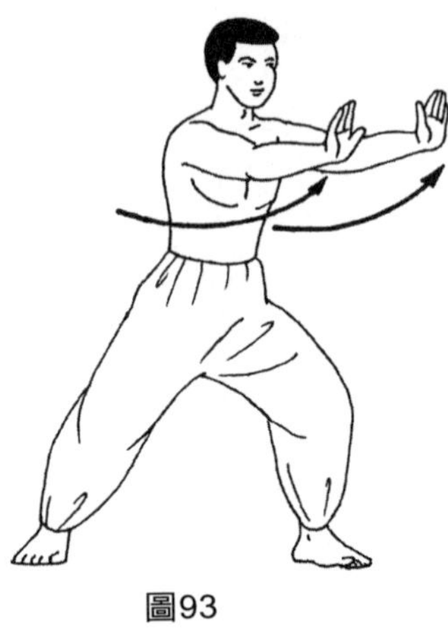
圖93

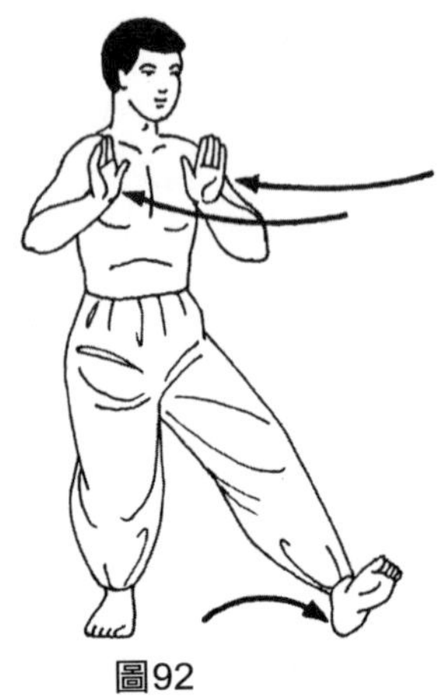
圖92

眼睛注視正前方。

②（吐氣）放鬆腹部和臀部，將重心慢慢地移至左腳，右腳完全伸直，做左弓步（兩腳底完全緊貼地面）。同時，兩手微微地向下畫弧似地，將兩手向前方推壓至同胸部的高度。手指尖向上，兩手肘自然地伸直，眼睛注視正前方（圖93）。

③（吸氣）夾緊臀部，使其微微抬起；將重心慢慢地移至右腳，右腳膝蓋微曲，使左腳完全伸直，腳尖抬起；做左虛步。同時，兩手微微地向上畫弧似地，將兩手拉引至胸前。手掌心向外，指尖朝上。眼睛注視正前方（圖92）。

④與②相同。

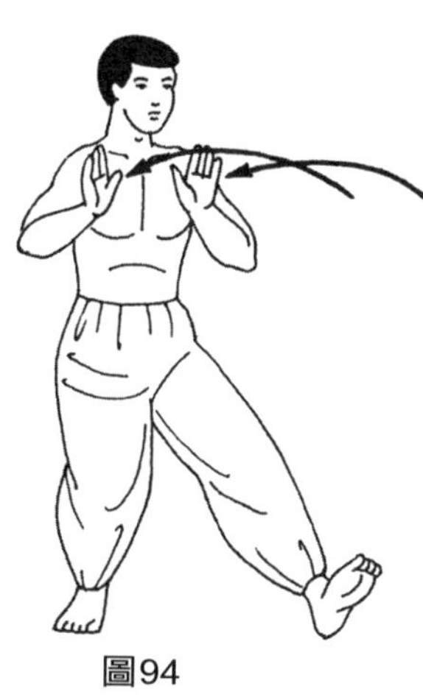
圖94

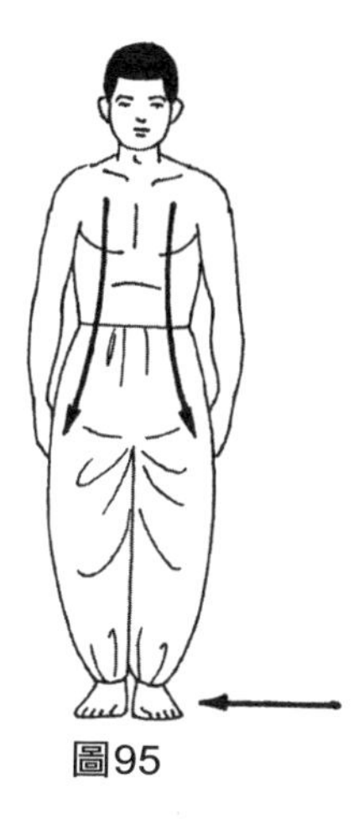
圖95

⑤與③相同。

⑥與②相同。

⑦（吸氣）夾緊臀部，使其微微抬起；將重心移至右腳，右膝微微彎曲；將身體向右轉，朝向正面；左腳伸直，腳尖抬起。同時，兩手微微地向上畫弧似地，將兩手帶至雙肩前。手掌心向外，指尖朝上，眼睛注視正前方（圖94）。

⑧（吐氣）放鬆腹部與臀部；將左腳拉回，與右腳齊放；慢慢地伸直兩膝。同時，自然地伸直兩手，將其垂放至體側；指尖朝下（圖95）。將意識集中於手掌心中央的勞宮穴（參照十四經脈分布圖①）。

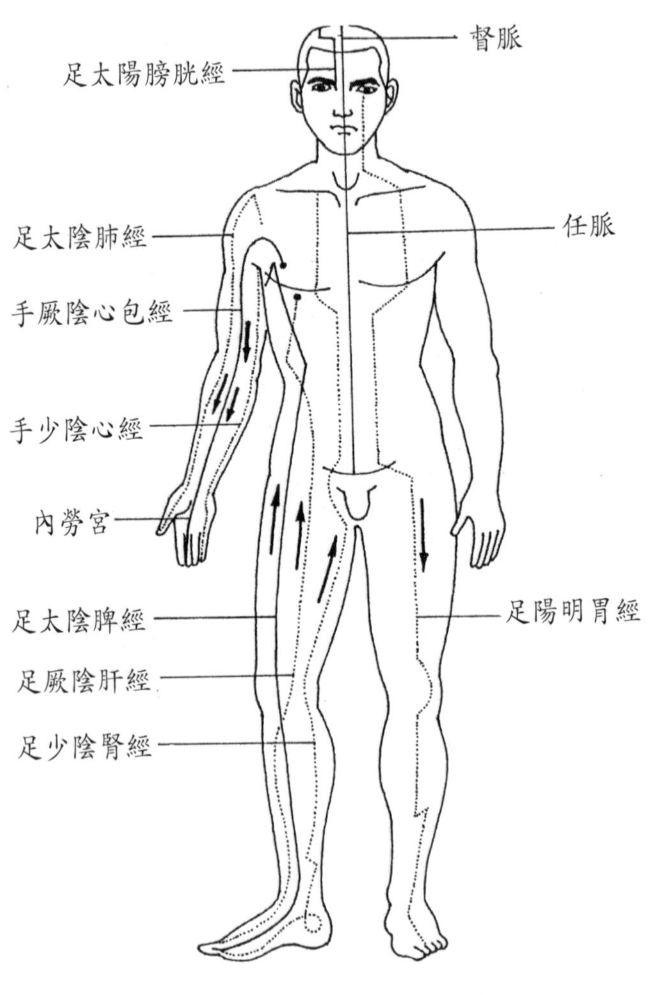

十四經脈分布圖 ①

以上動作，以反方向重複練習。

【次數】

左、右各二～四次。

【功效】

此式主要和主司陰陽的手部經脈有關，因此，經常修煉此功法，對於心臟病以及小腸的疾病，相當具有療效。此外，對於盛怒的人、腹水，胸部與腹部的鼓脹等，亦有療效。

第三式　肩擔日月——以肩膀擔負日月的姿勢

【動作】

①（吸氣）由前面的姿勢開始，夾緊臀部，使其微微抬起；兩腳動也不動地，將上身向左轉。同時，將兩手伸直，手掌心向下地往前方提舉；舉至同肩的高度後，將手肘彎曲，一面將指尖向後，手掌心朝上，一面將手拉至肩膀處。保持手掌心朝上的姿勢，翻轉手腕，讓指尖朝向左右；眼睛注視左手掌心。這時，

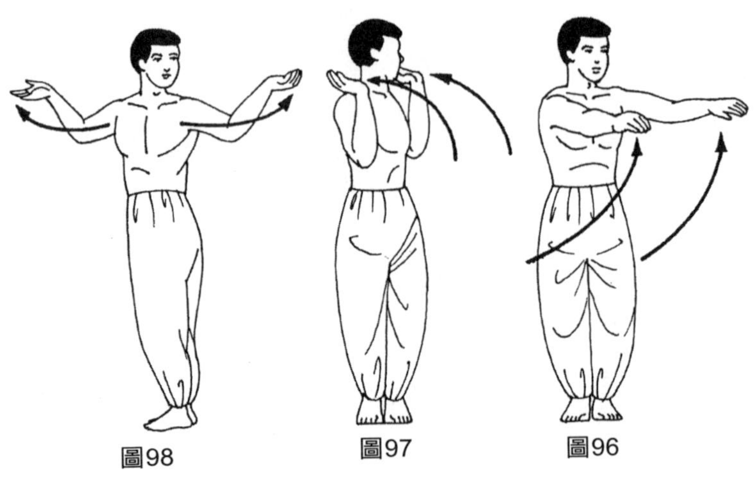
圖98 圖97 圖96

兩手肘微微彎曲，手臂與上身成直角，而手臂與手腕成一百度左右（圖96～98）。

②（吐氣）放鬆腹部與臀部，上身向右轉，轉回至正面。兩腳不動，兩手掌心隨著身體的轉動，向後方轉，並將手掌心朝向斜上方（圖99）。

繼續，兩手由耳邊，沿著上身，向下壓至體側；指尖朝下。眼睛注視正前方，

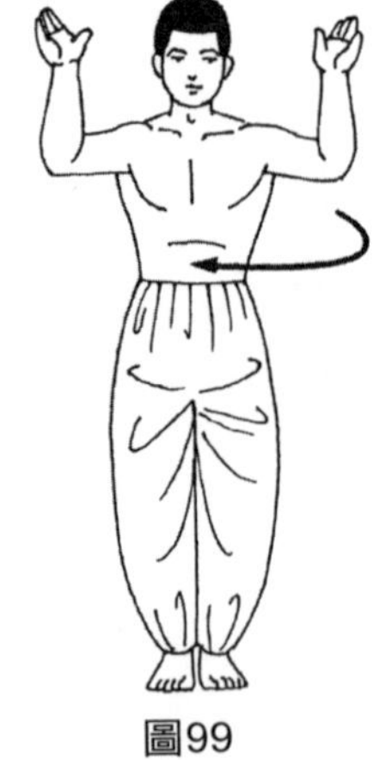
圖99

將意識集中在腰部的命門穴（參照十四經脈分布圖②）。

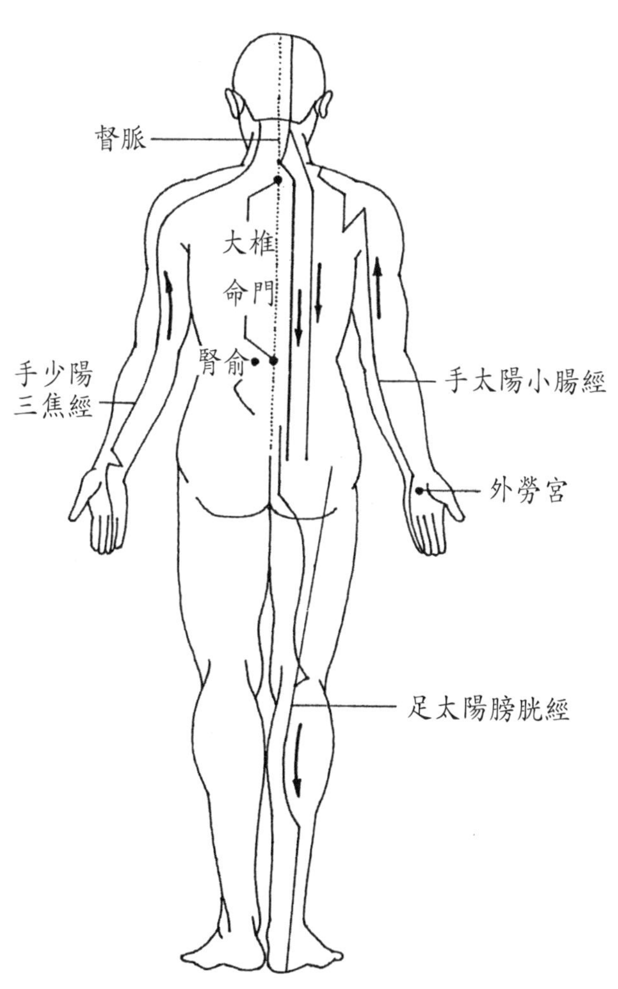

十四經脈分布圖 ②

以上的動作，以反方向重複練習。

【次數】

左、右各二～四次。

最後，將兩手掌心向上，置於下腹部前；兩手的手指併攏相向（圖100）。

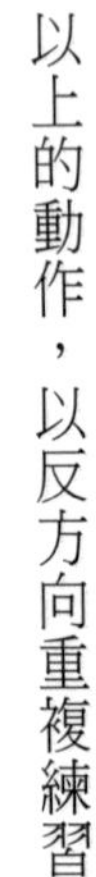

圖100

【功效】

此式可使腎經（參照前圖77）的通行順暢。腎的經脈，貫穿肝臟，進入肺部，更從喉部到達舌頭，因此，能夠提高肺部的機能。

能夠防止腰痛、耳鳴、重聽、解決夢遺、陽痿的症狀；對於支氣管炎等的肺部疾病，亦有功效。

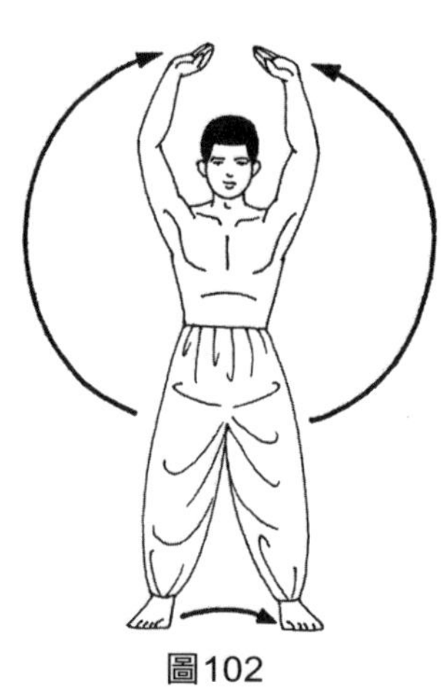
圖102

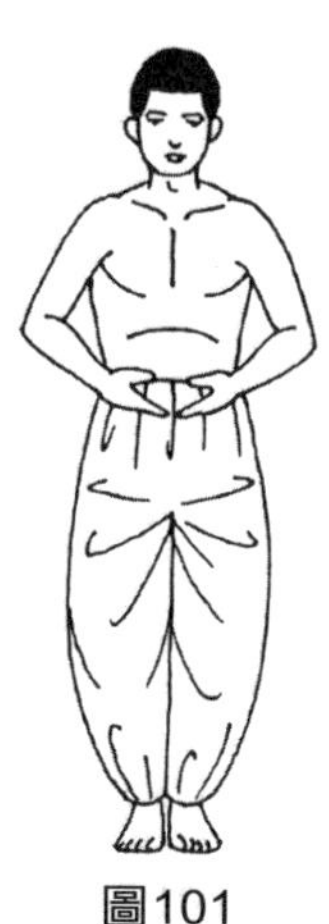
圖101

第四式　大鵬展翅——大鵬鳥展翅的姿勢

【動作】

①（吸氣）從前面的姿勢開始，夾緊臀部，使其微微抬起；膝蓋微曲，左腳向旁邊橫跨一步，兩腳自然地伸直。同時，兩手向左右如同畫弧般地，向頭頂上舉去；手肘微微彎曲，手掌心向上，兩手的手指併攏相向。眼睛注視正前方（圖101～102）。

②（吐氣）將腹部與臀部放鬆；重心置於右腳，右膝微曲，並將左腳收回與右腳齊放；直立站好。同時，將兩手如畫弧

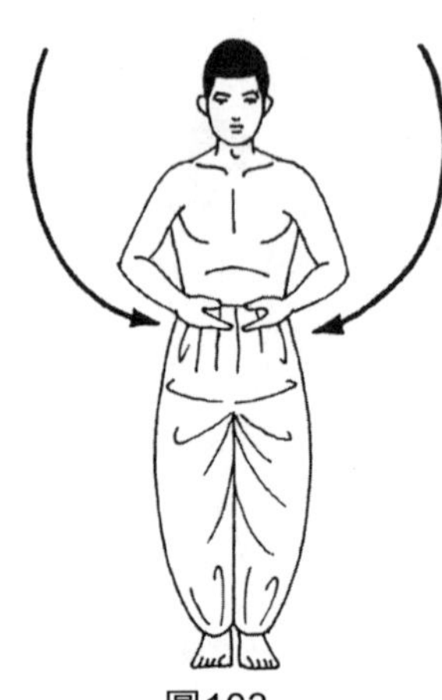
圖103

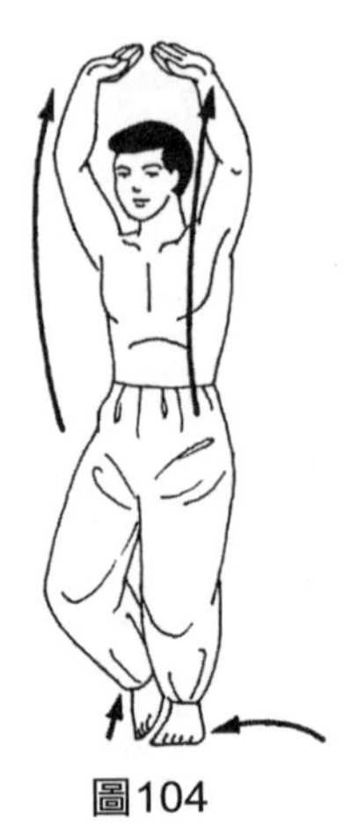
圖104

般地，由頭上下壓至腹部前。手肘微微彎曲，手掌心向上，兩手的手指併攏相向。眼睛注視正前方（圖103）。

③以反方向進行①的動作。

④以反方向進行②的動作。

⑤（吸氣）夾緊臀部，使其微微抬起；膝蓋微曲，左腳向前踏出一步，重心慢慢地移至左腳；兩腳膝蓋伸直，右腳跟抬起。同時，將兩手由體前舉至頭頂上，手掌心翻轉向上，兩手的手指併攏相向。手肘微曲。眼睛注視正前方（圖104）。

⑥（吐氣）放鬆腹部與臀部；一面將重心移至右腳，一面將右腳跟放下，右膝微曲；並將左腳尖提起，伸直左膝，慢

圖105

慢地拉回左腳與右腳齊放，直立站好。同時，將兩手由體前下壓至腹部前，手掌心朝上，兩手的手指併攏相向。手肘微曲。眼睛注視正前方（圖105）。將意識集中於丹田。

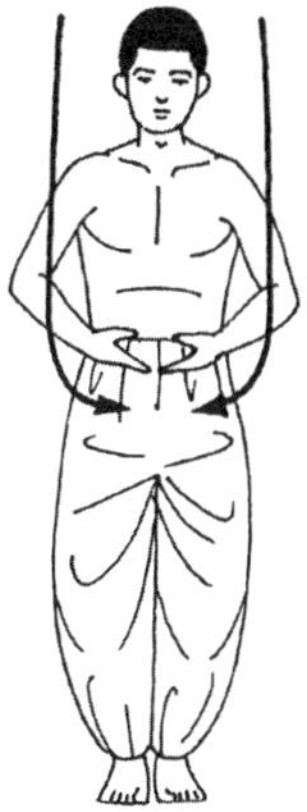

⑦以反方向進行⑤的動作。

⑧以反方向進行⑥的動作。

【次數】

由①至⑧反覆做二～四次。

【功效】

如展翅般地讓手上下運動，可調節三焦；因此，對於腹水、腹部鼓脹、腸胃炎、排尿困難、脾肺虛弱、腎炎、肝炎等的預防與治療，都很有效。

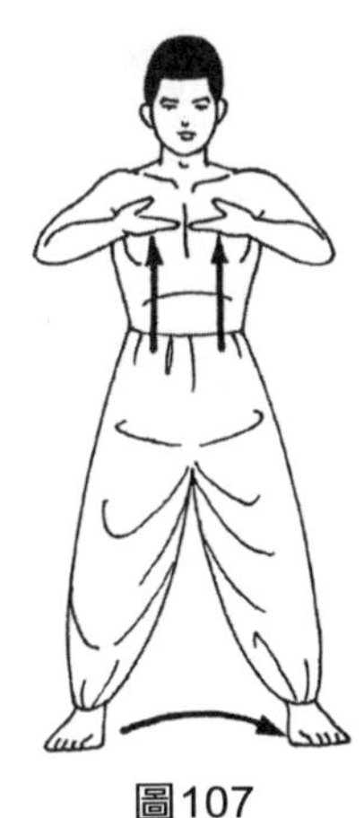
圖107

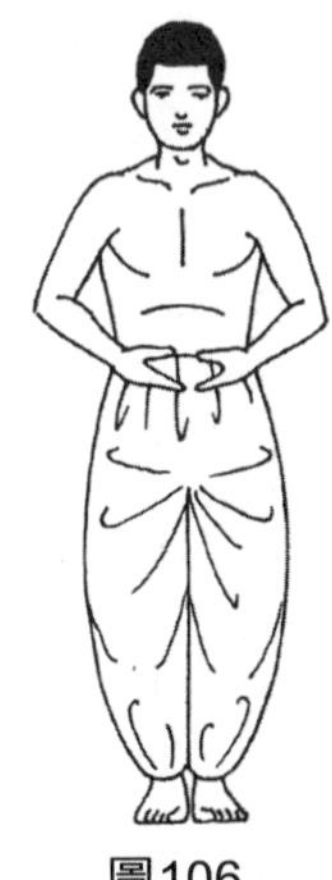
圖106

第五式　力搬磐石——搬運大石的姿勢

【動作】

①（吸氣）由前面的姿勢開始，夾緊臀部，使其微微抬起；膝蓋微曲，左腳向旁邊橫跨一步（兩腳的間隔大約自己腳長度的三倍左右）。一面將兩腳伸直，一面將兩手肘彎曲，提舉至胸前。手掌心翻轉向外，兩膝微曲，一面將兩手如向上畫弧般地，向左右打開。將手腕伸直至同肩膀的高度；手掌心面向斜前方。眼睛注視正前方（圖106～108）。

②（吐氣）放鬆腹部與臀部，使腰向

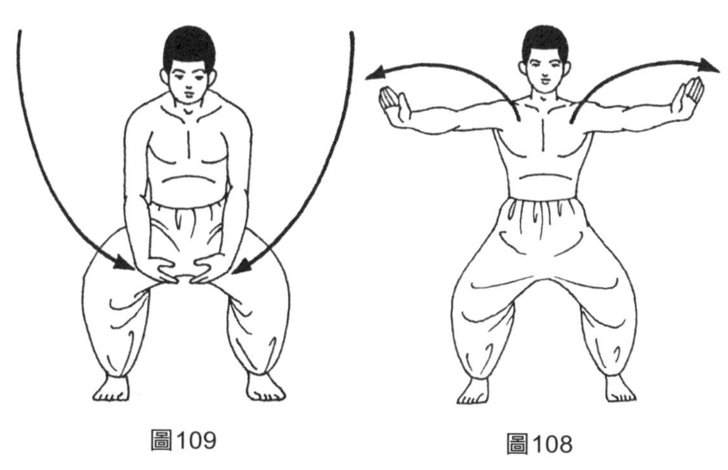
圖109　圖108

下沈，兩膝慢慢地彎曲，蹲馬步。大腿與地面成平行，蹲低一點；腳尖朝向前方。同時，手掌心向下，將兩手如畫弧般地下壓至兩膝下方。此時，手掌心朝上，兩手的手指併攏相向，做搬運大石的姿勢。眼睛注視雙手（圖109）。

③（吸氣）夾緊臀部，使其微微抬起；兩腳膝蓋逐步地伸直。兩手亦隨之，一面保持手掌心朝上，一面如舉起石頭般地，將兩手提舉至胸前。手掌心翻轉向外；一面將膝蓋微微彎曲，一面將兩手如向上畫弧般地，向左右打開；手腕伸直至同肩膀的高度；手掌心面向斜前方（與圖107～108相同）。

④與②相同。

【次數】

由①至④反覆做二～四次。

最後，將左腳收回與右腳齊放，兩腳完全伸直；同時，將兩手下壓置於體側。眼睛注視正前方（圖110）。

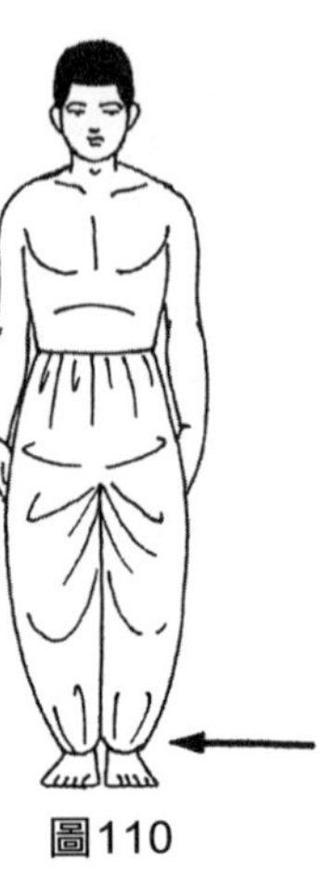

圖110

【功效】

此式是使手腳指尖靈活的動作。手腳的指尖是經絡的起點或是終點；因此，藉由經常修煉此功，可打通相關經絡，並使其運行通暢。藉此磨練平衡感，可預防並治療疾病。

具體說來，可強化體質、治療神經衰弱，對於腹部鼓脹、胃痛、消化不良，以及下肢麻痺、步行困難等，亦有醫療的功效。

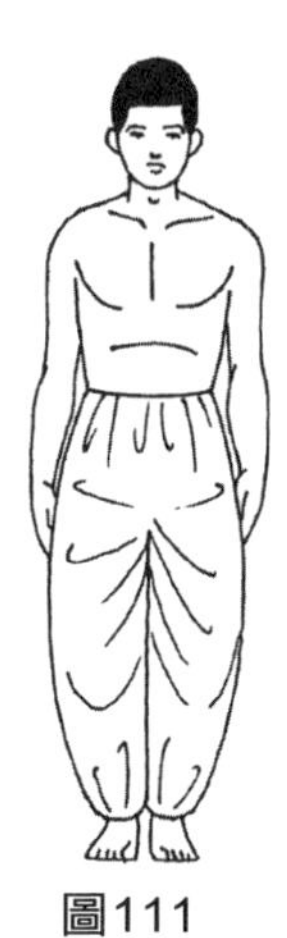
圖111

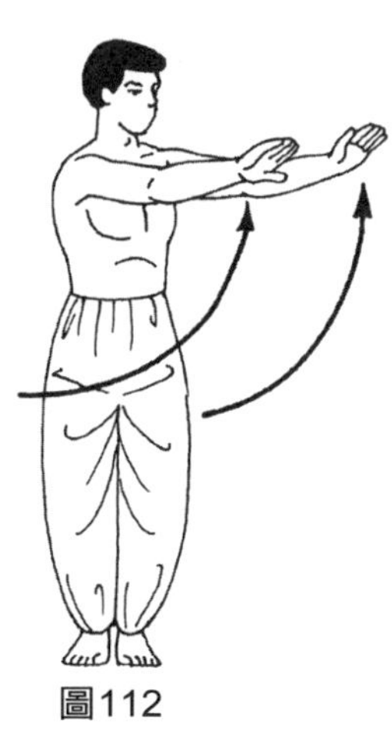
圖112

第六式　推窗望月——打開窗戶，眺望月亮的姿勢

【動作】

①（吸氣）由前面姿勢開始，夾緊臀部，使其微微抬起；兩腳一動也不動地，將上身微微向左轉。同時，將兩手向左擺動至肩膀的高度；兩手自然伸展，手掌心朝外。眼睛注視左手（圖111～112）。

②（吐氣）放鬆臀部與腹部；重心置於右腳，膝蓋微曲，左腳向旁邊橫跨一步（比肩膀的寬度稍寬）。右膝保持微曲，左膝則自然伸直。同時，將兩手向上方畫弧般地，由左向右擺動至肩膀的

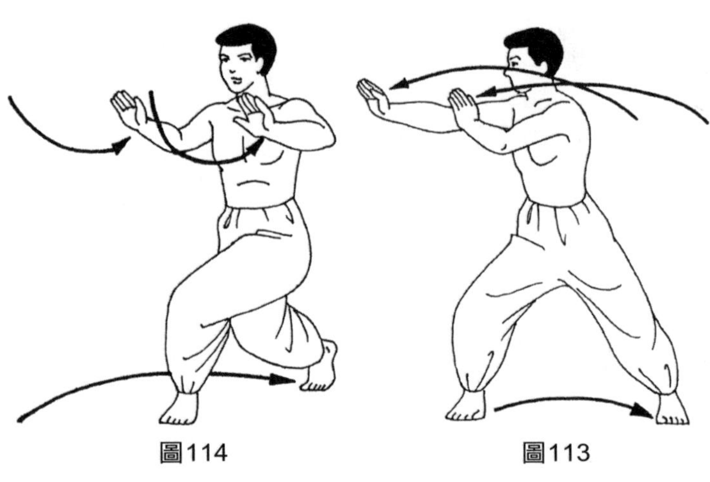
圖114　圖113

高度。左手停留在右手肘的內側，兩手掌心向右，指尖朝上。眼睛注視著右手（圖113）。

③（吸氣）夾緊臀部，使其微微抬起；重心移至左腳，將右腳向後跨至左腳的後方，使腳底完全著地，曲膝身體向下蹲。同時，將兩手由右朝向左下方，一面畫弧，一面帶至身體前方。眼睛注視著右手（圖114）。

④（吐氣）使腹部與臀部放鬆；膝蓋下蹲，腰部下沈，做歇步（跪蹲）；同時，兩手繼續畫弧地向左推壓。手腕自然伸展，手掌心向左，指尖朝前。眼睛如望月般地，從兩手之間，向遠處眺望（圖

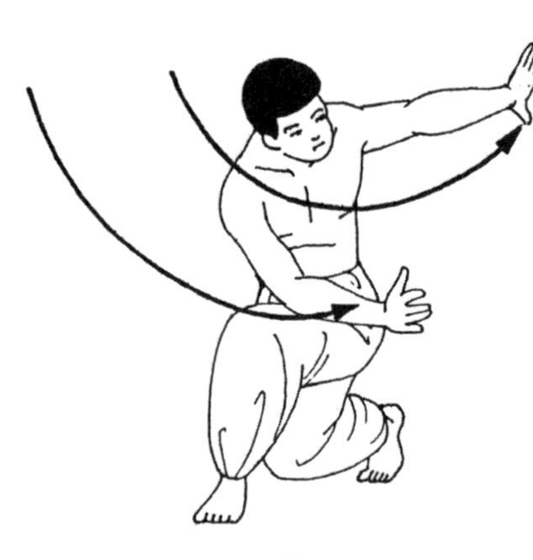
圖115

115）。

⑤（吸氣）夾緊臀部，使其微微抬起；收回右腳與左腳齊放。膝蓋完全伸直；同時，將兩手由左下方畫弧，舉至右肩。手腕自然伸展，左手置於右手肘的內側；兩手手心朝外。眼睛注視著右手（與圖112同姿勢而方向相反）。

⑥以反方向進行②的動作。

⑦以反方向進行③的動作。

⑧以反方向進行④的動作。

【次數】

由①至⑧反覆做二～四次。

最後的動作是，兩腳併排站好，手肘微曲，兩手置於腰骨兩側；手掌心向下，指尖微微朝內。眼睛注視正前方（圖116）。將意識集中於勞宮穴。

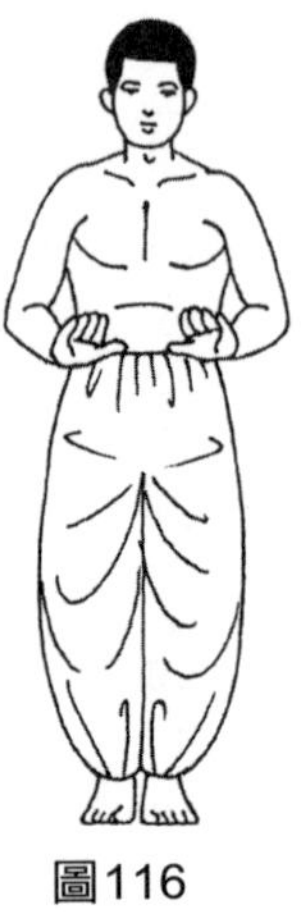
圖116

【功效】

此式是本功中的最高級。與前式相同，多為手腳指尖的動作，運動量在比例上也比較多；因此，使全身充滿活力，並可改善脾胃（即消化器官），使肌肉的活動靈化。對於治療疾病，可使患者恢復健康；同時，在增強健康者的體質等方面，亦發揮了驚人的功效。另外，亦可治療脫肛、痔瘡、足腰疼痛、坐骨神經痛，以及四肢痲痺。

第七式　迎風撣塵——面向風，打掃塵埃的姿勢

【動作】

①（吸氣）由前面的姿勢開始，臀部夾緊，使其微微抬起，上身稍稍向左轉。兩腳不動。同時，將兩手向左右打開，如畫弧般地舉至同肩膀的高度。雙手自然地伸直，手掌心朝向斜下方，眼睛注視著左手（圖117～118）。

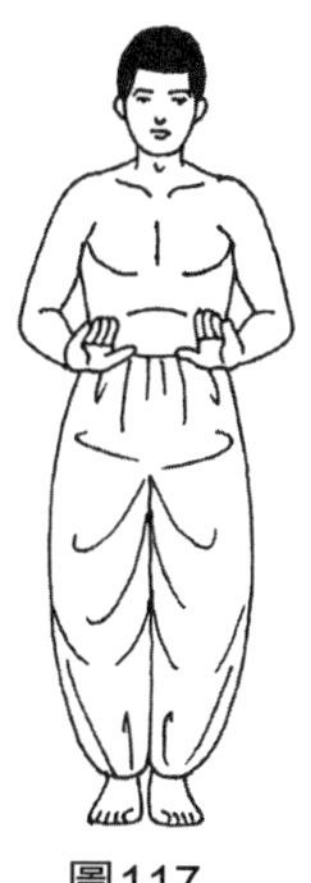

圖117

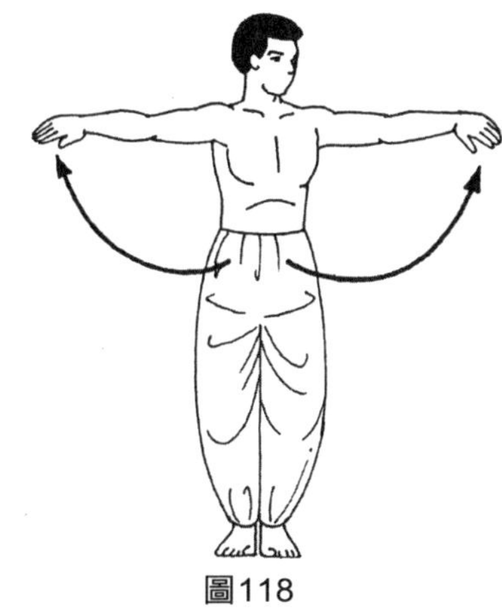

圖118

繼續，將重心置於右腳，膝蓋微曲，左腳向前跨出一步。右腳微微彎曲，左腳則自然地伸直，提起腳尖，使腳跟著地，做左虛步。同時，兩手向上方如畫弧般地，提舉至胸前。兩手間的寬度，如肩膀的寬度；手掌心朝上，指尖向前。眼睛注視著雙手（圖119）。

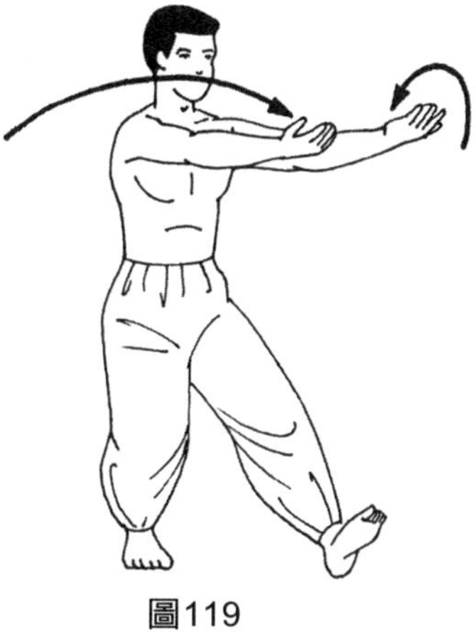

圖119

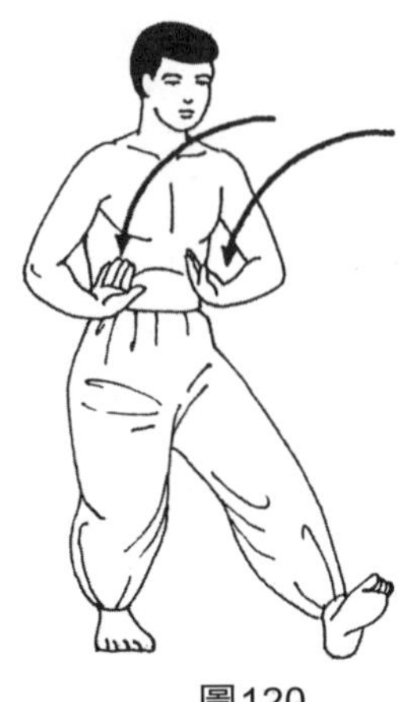
圖120

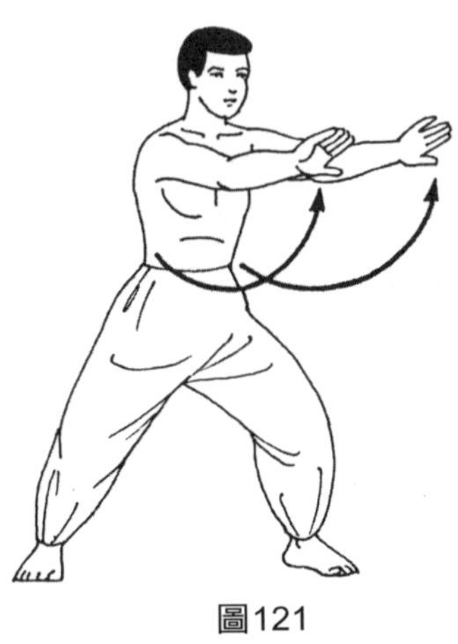
圖121

其次，將兩手微微向上方如畫弧般地拉引至胸前，手掌向外壓至腹部，指甲置於腹部的兩側。眼睛注視正前方（圖120）。

②（吐氣）放鬆腹部與臀部，重心慢慢地移向左腳，右腳伸直，腳底全部緊貼地面，做左弓步。同時，兩手加畫弧般地，向前方提舉至胸前。手腕自然地伸直，手掌心斜斜地朝向左右方。眼睛注視正前方（圖121）。

③（吸氣）夾緊臀部，使其微微抬起，重心慢慢地移至右腳，右膝微曲，左膝伸直，左腳尖抬起，做左虛步。同時，兩手轉向外，手掌心朝上，微微向

上方畫弧般地，拉引至胸前，再向下壓至腹部，指甲置於腹部兩側（與圖120相同）。眼睛注視左前力。

④與②相同。

⑤與③相同。

⑥與②相同。

⑦與③相同。

⑧（吐氣）放鬆腹部與臀部，收回左腳與右腳齊放，兩腳慢慢地伸直。同時，將兩手舉至前方，再通過腹前，下壓至體側。手肘微曲，兩手置於腰骨的兩側，手掌心朝下，指尖微微朝內，呈八字形。眼睛注視正前方，將意識集中於勞宮穴（圖122）。

將以上動作，以反方向反覆練習。

【次數】

左、右各二～四次。

【功效】

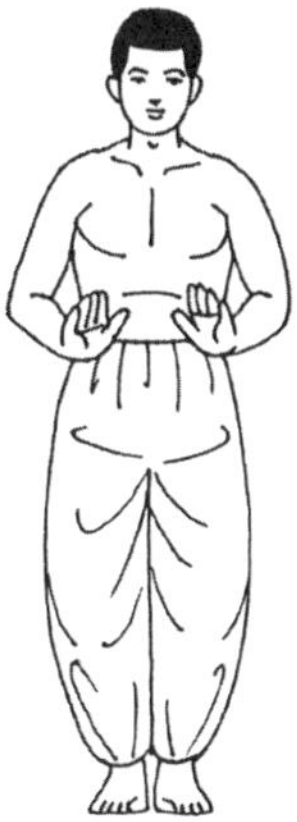

圖122

此式可以改善手的三陰經及三陽經之異常，對於內臟亦給予良好的影響。而由於其可強化肌肉的柔軟性，因此可以治療關節炎、腰背的疼痛，關節僵硬等。、此外，由於加強了肺肌能，對於止咳、支氣管炎、肺氣腫、感冒等，亦有預防及治療的功效。同時，對於安定神經、治療神經衰弱亦有療效。

第八式　老翁拂髯——老翁撫弄鬍鬚的姿勢

【動作】

①（吸氣）由前面的姿勢開始，夾緊臀部，使其微微抬起，將重心置於右腳，膝蓋微曲；左腳向旁邊橫跨一步。右膝保持微曲，左腳則自然地伸直。同時，兩手向左右畫弧般地打開，一直提舉至肩膀的高度；手掌心向後，眼睛注視著左手（圖123～124）。

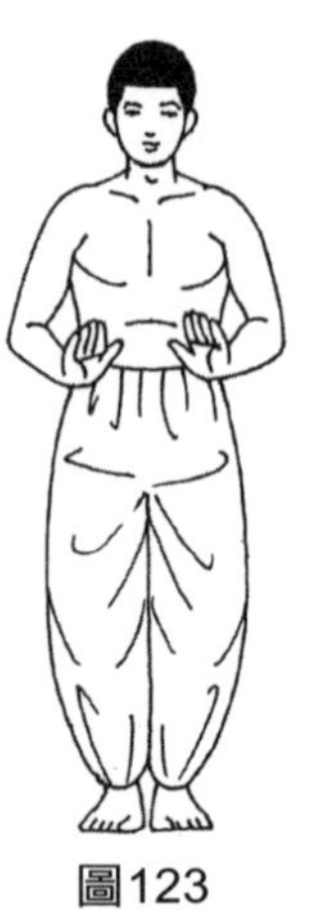

圖123

繼續，將重心移至左腳，左膝彎曲，右膝則自然地伸直。同時，將兩手向後翻

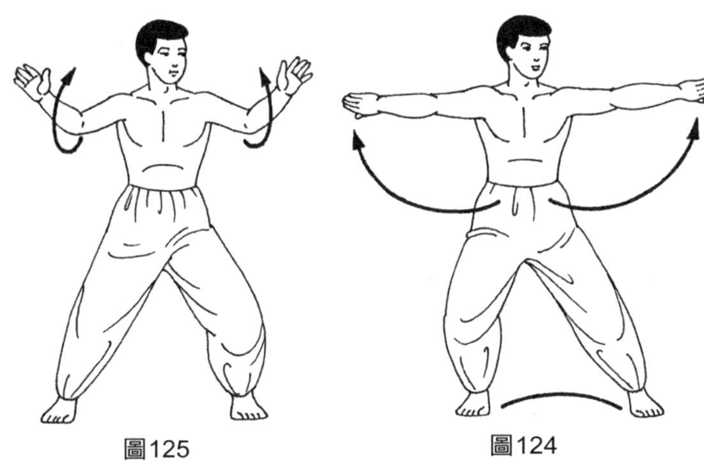
圖125　圖124

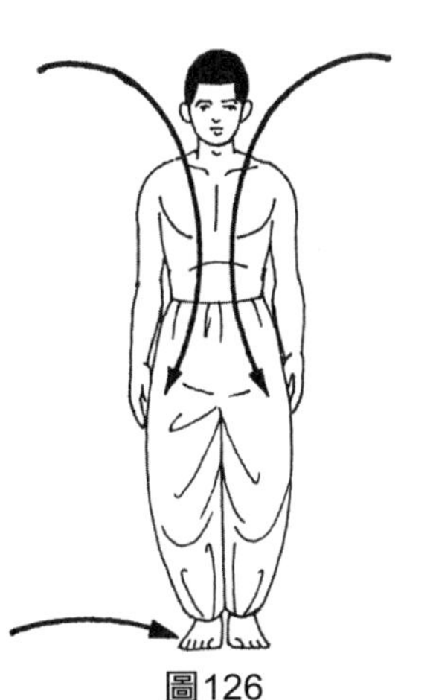
圖126

轉，手掌心面向前上方。兩手肘微曲。眼睛注視著左手（圖125）。

②（吐氣）放鬆腹部與臀部，收回右腳與左腳齊放。兩腳伸直，同時，兩手向上方如畫弧般，向下方通過腹前，壓至體側。指尖朝下。如老翁撫弄其長鬍鬚般的姿勢。眼睛注視正前方，將意識集中於丹田（圖126）。

③以反方向進行①的動作。

④以反方向進行②的動作。

【次數】

左、右各二～四次。

最後，兩腳不動，以兩手做老翁撫弄鬍鬚的姿勢。

【功效】

此式為最後一招，亦稱為綜合療法；由於通曉此功，活用其功效，可使全身鬆弛、呼吸回復自然狀態，並可整治人體的生理機能。同時，也能夠防治胸痛、氣喘、心悸等疾病。此外，由於調整三焦，所以對於腹水、腹部鼓脹、水腫、四肢疼痛，亦有療效。

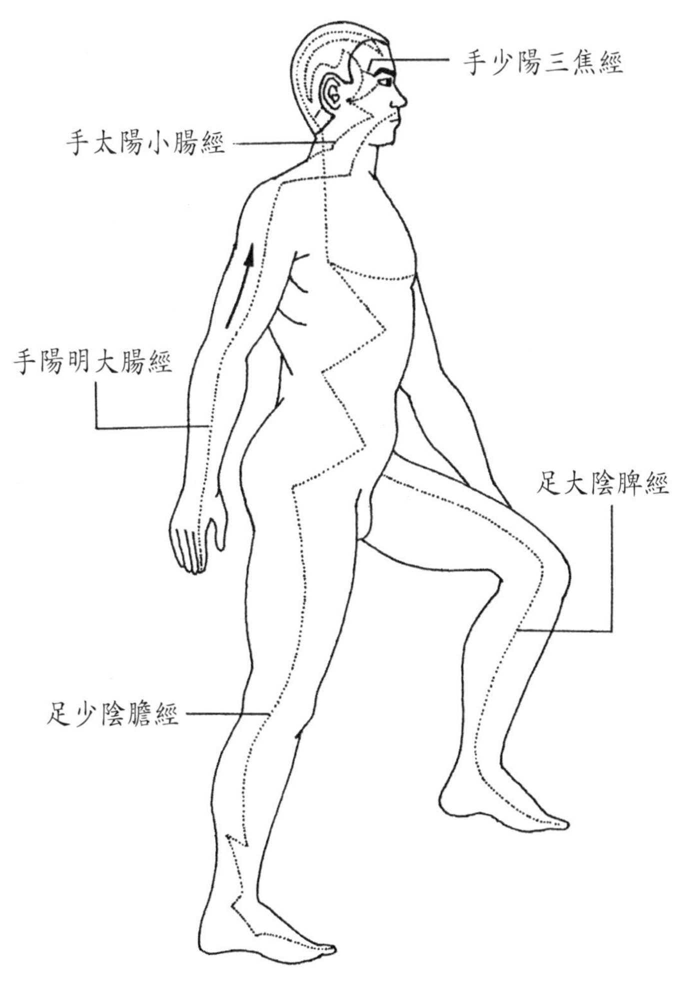

十四經脈分布圖 ③

實用技巧之4

第五章

床上八段錦與床下六段功

床上八段錦（坐式八段錦）

中國秘傳的自我按摩

床上八段錦是根據谷岱峰先生的中國秘傳保健法，所編纂而成的自我按摩法，亦稱為保健按摩。自我按摩是以自己的手，摩擦自己的身體，謀求經絡的疏通，進而使「氣」、「血」的運行順暢，可提高身體各器官機能的功法。由於能夠坐著修煉此功，因此，不論是誰、不管在那兒、任何時間皆可練習；在中國，做為預防及治療慢性疾病、增進健康、增強體力的功法，一直被廣泛地推行著。

準備功——深長呼吸

修煉床上八段錦之前，應先進行幾回深呼吸；然而，在此之前，亦和其他的氣功鍛鍊法相同，需先將意識集中於丹田（肚臍下）處，袪除雜念，使心情平靜，精神安定，這是非常重要的。

呼吸是採鼻吸口呼式，即舌頭抵住上腭，由鼻子吸入空氣；吐氣時，則舌頭離開上腭，由口將氣吐出；此為要領。靜靜地、慢慢地吸入新鮮空氣，儘可能地吐出體內的廢氣，同時儘可能地拉長呼吸時間，慢慢地進行。練習次數通常為九次；然而，初學者在開始時只要做一～二次，以後再視自己的能力，酌量地增加；最高能做到九×九＝八十一次，就相當不錯了。

數次深呼吸之後，口中逐漸積存唾液。在氣功鍛鍊法中，將唾液送往丹田，這是相當重要的；因此，以將口中的唾液吞入丹田的感覺，吞下唾液。這對提高消化機能，有相當的功效。

此種功法，最好是坐在床上修煉；但是，由於場地的不同，坐在椅子上練功亦沒有關係。早上剛起床，或是晚上睡覺之前，不管何處、不管何時，皆可練習的一種簡易健康法。

不過，修煉此功之前，我們必須注意的是，室內空氣的淨化。打開窗戶，使空氣流通，待室內充滿新鮮空氣之後，再練功；這點請務必注意。深呼吸之後，便開始修煉本功。

註：九與久的發音相同，因此表示多數時，通常都使用九這個數字。

第一段　乾沐浴——以手按摩身體

(1) 浴手（手的按摩）

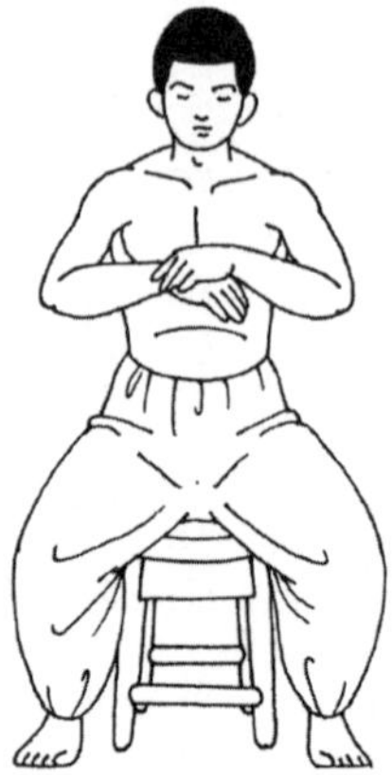

圖127

【動作】

首先，使兩手合起來，摩擦生熱；再將兩手的手掌心和手指甲互相用力摩擦，做十次（圖127）。

根據古人的說法，所謂十次這個次數，符合了自然的命數。因為天數五和地數五合起來，天地數便成為十，可保持天地的調和。按摩次數十次，即充滿了謀求陰陽調和的意味。

【功效】

根據經絡學，手是三陽經與三陰經內外一體的關係上，經脈必經之處；因此，藉由手的摩擦，可調節全身的陰陽。由於給予手刺激，指尖亦變得敏感，而能夠給予全身良好的影響。

(2) 浴臂（手腕和手臂的按摩）

【動作】

首先，以右手的手掌心，用力摩擦左手的內側，由左手腕至左肩；其次，再摩擦左手外側，由左肩至左手的手指，用力摩擦。反覆摩擦十次之後，再以相同的方式，摩擦右手（圖128～129）。

【功效】

手的部位有肩膀、手肘、手腕三個重要的關節；另外，又是正當經絡的通行要道；因此，即使是一點點的經絡滯塞，立刻會影響全身的活動。

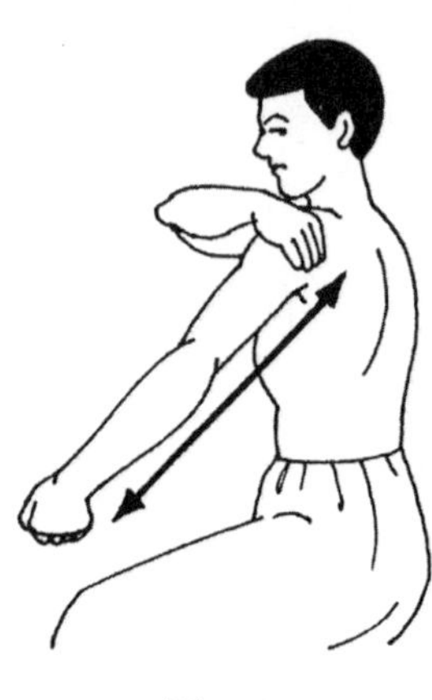
圖129

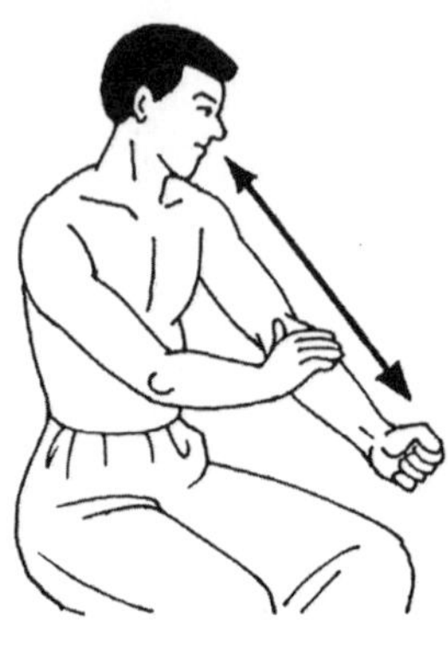
圖128

藉由按摩手，增加關節的柔軟性，促進氣血的流暢；因此，能夠防治手麻與疼痛等手的毛病。

(3) 浴頭（頭的按摩）

【動作】

首先，以兩手掌按住額頭，用力摩擦至下巴；再將手繞到後頭部，一直按摩到頭頂，回到額頭。反覆做十次（圖130～131）。

其次，以兩手的指尖按住額頭左右，輕輕地搓揉髮際十次之後，以大拇指從太陽穴，通過耳廓，一直按摩到後頭部耳朵後方的下窪處；同時，四指用力，一直按壓至脖子處。反覆做十次（圖132～134）。

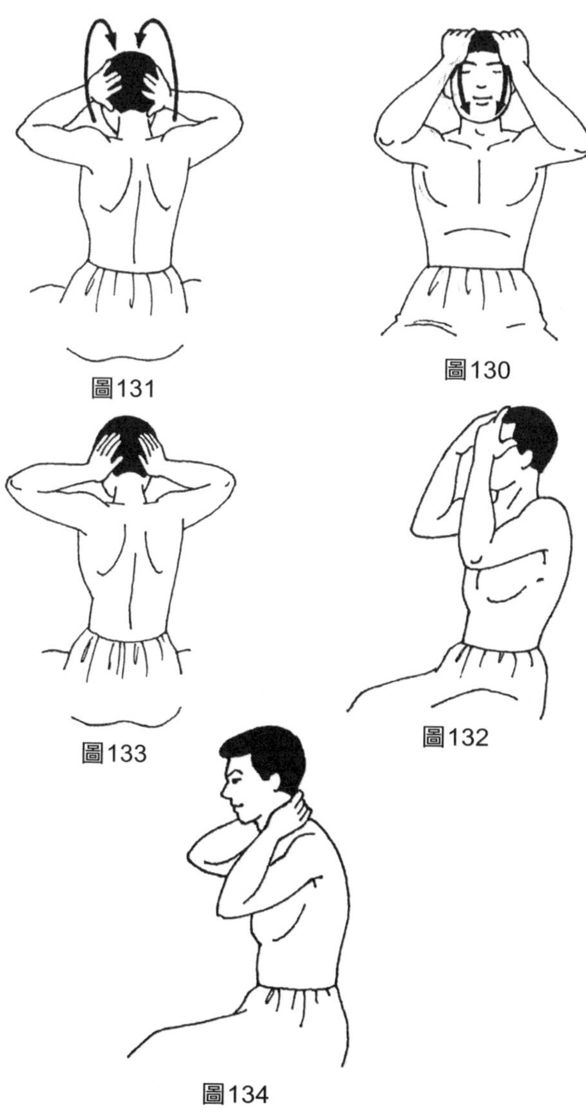
圖130
圖131
圖132
圖133
圖134

【功效】

頭，是全身最重要的地方，就中醫理論來看，其為諸陽經匯流之處，百脈在此緻密地繞行，因此，保護頭部是相當重要的。藉由按摩頭部，促成諸陽經的流暢，保持百脈的均衡，並防止氣血衰竭；經過長期的修煉，即使上了年紀，亦能保持健康的氣血，甚至連皺紋也不會出現。

頭髮位於血管的末梢，藉著數次搓揉髮際，可使血液循環順暢，防止充血，對於腦溢血的預防亦很有功效。此外，能夠消除貧血症。同時，由於頭髮與血液，彼此直接影響，經常地搓揉、撫摸頭髮，可防止脫髮，並使頭髮重返年輕，而白髮亦會變黑髮。

另外，摩擦耳朵後方的凹陷處，可降低充血，有助於血壓的降低，因此對於高血壓相當有效。

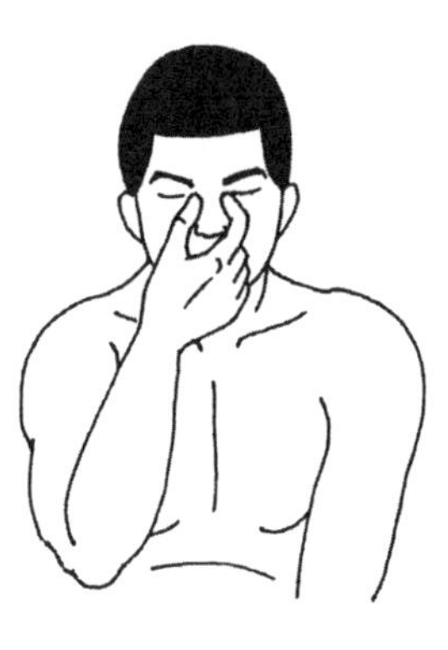
圖136

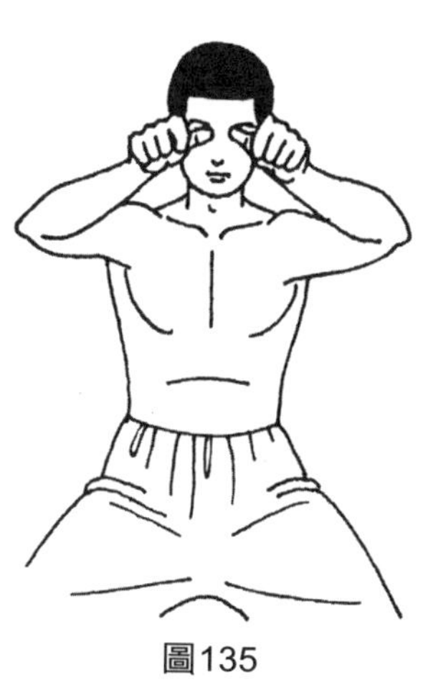
圖135

(4) 浴眼（眼的按摩）

【動作】

首先，以兩手的大拇指背，按摩上眼瞼（圖135）；其次，用大拇指腹，按住太陽穴，環視十次後，再以反方向環視十次。最後，以右手的大拇指及食指，捏著雙眼間的鼻筋（鼻梁骨上方的印堂穴），拉壓十次（圖136）。

【功效】

就中醫理論來看，眼睛與肝臟以及腎臟都有密切的關係；一般認為，腎臟弱的人，瞳孔濁而無神。按摩眼睛的肌肉，可藉此整合氣血的運行，不僅可消除眼睛的疲勞，亦能祛除腎臟以及肝臟的疲勞；即使上了年紀的人，眼皮也不易下垂。

在太陽穴附近，密佈了許多微血管，按摩此處，可使血氣循環旺盛，進而能夠消除冷症；此外，亦可使眼部感到舒適。

給予雙眼間刺激，可祛除眼睛充血，對於預防眼睛疾病，非常有效。

(5) 浴鼻（鼻的按摩）

【動作】

以兩手的大拇指背，沿著鼻筋，由上而下，由下而上，用力按摩。往返各做十次（圖137）。

在冬季或急遽轉冷的時節，不妨將次數增至三十六次。

【功效】

摩擦鼻的兩側，使鼻腔的血液循環順暢，溫暖了所吸入的冷空氣，以緩和對肺

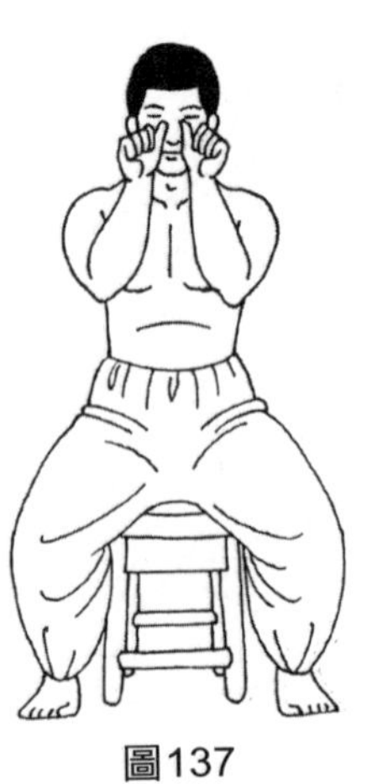

圖137

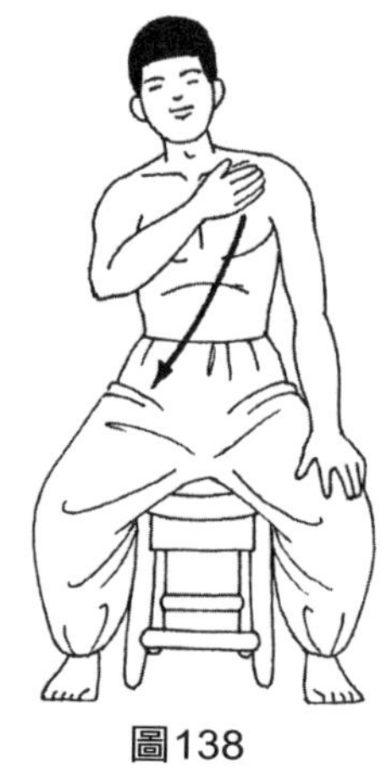
圖138

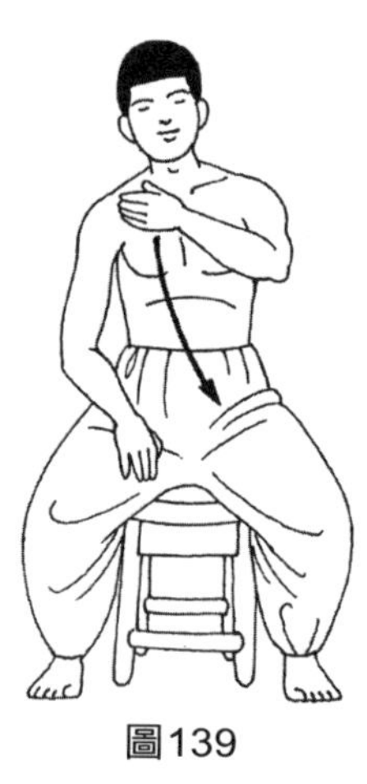
圖139

部的刺激；並能防止咳嗽、預防感冒。

(6) 浴胸（胸的按摩）

【動作】

首先，以右手掌心，按住左乳上方，用力向下推壓至左腿腹股溝。左右交互進行，各做十次（圖138～139）。

對於胃腸不好，或是患有慢性腸胃病者，不妨與腹部按摩一塊做。首先，以左手撐腰（大拇指在前，四指在後），以右手按住胸部下方，向左繞圈，通過肚臍下方，回到原來的位置。

繞一圈為一次，摩擦三十六次之後，換手，以右手撐腰，由左手從胸部下方向

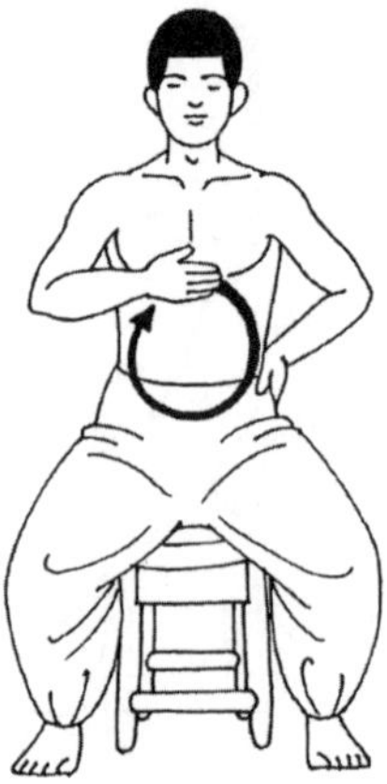

圖140

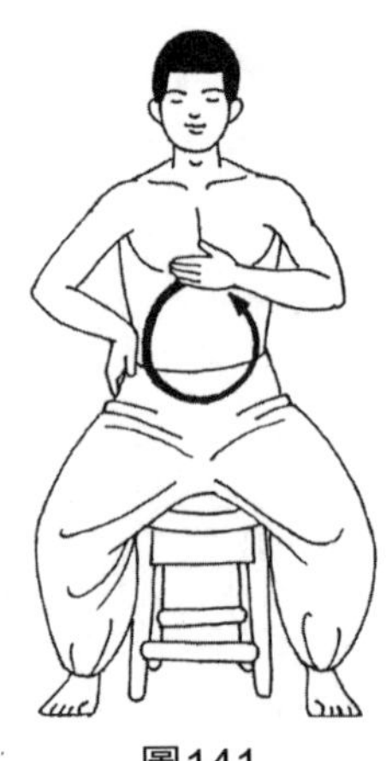

圖141

右繞圈。摩擦三十六次（圖140～141）。

最好每天做二～三次。

【功效】

長期地按摩胸部與腹部，對於各種腸胃病的治療，相當有效。

經由手，從外界施予壓力，給予內臟及其周圍的肌肉一些刺激，可促進腸胃蠕動。伴隨而來的是，消化系統各器官的活動趨於活潑，代謝機能亦為之旺盛等；也由於提高了消化系統的機能，臟腑的機能亦為之增強。

此外，提高消化能力，解除胃的消化不良。

(7) 浴腿（腿的按摩）

【動作】

以雙手緊抱著左腿腹股溝，並用力向下推壓至腳踝；其次，再由腳踝摩擦至大腿。往返按摩十次。

右腳亦相同，按摩十次（圖142）。

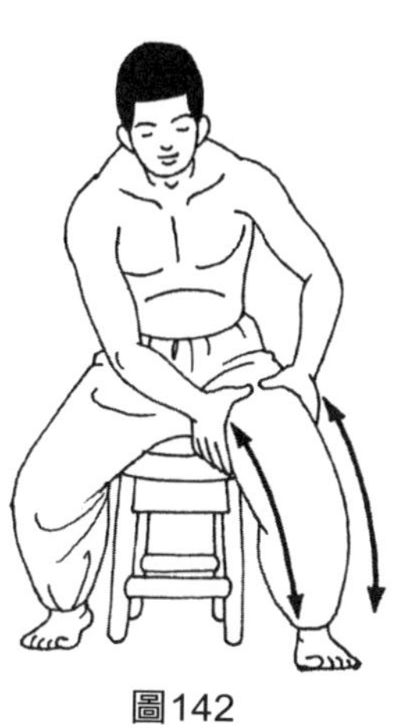

圖142

【功效】

腿是支撐上身的骨幹，而腳有股、膝、足踝三個重要關節；此外，此亦為有表裏一體關係的三陽經、三陰經的經絡要衝。

藉由腿的按摩，可潤滑關節，增強腿部肌肉，祛除腳麻、疼痛等，並可防治腳的疾病。

(8) 浴膝（膝的按摩）

【動作】

以兩手掌心按住兩膝，將膝蓋向左轉（兩手同時），搓揉十次。其次，再向右搓揉十次（圖143）。

【功效】

在膝關節，佈滿了人體活動不可欠缺的橫紋肌與軟骨韌帶組織，它們最怕濕氣與寒氣。

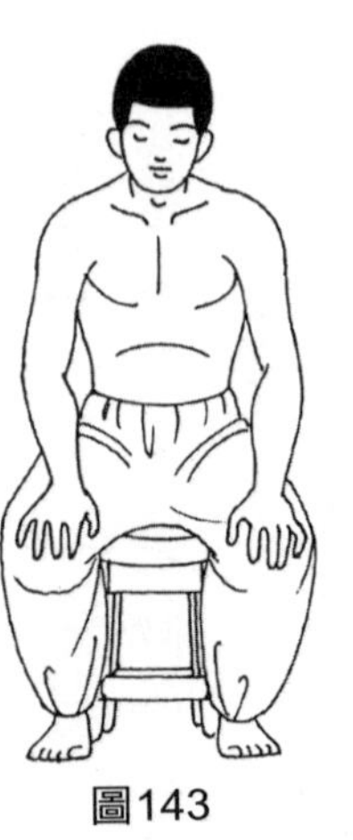

圖143

摩擦膝蓋可使血液循環順暢，不僅溫暖膝蓋，更使得下半身熱活起來，變得不畏冷風、寒氣。

另外，對於強化膝部機能，預防關節炎等相當難治的關節類疾病，非常有效。

同時，並可緩和慢性風濕關節症。

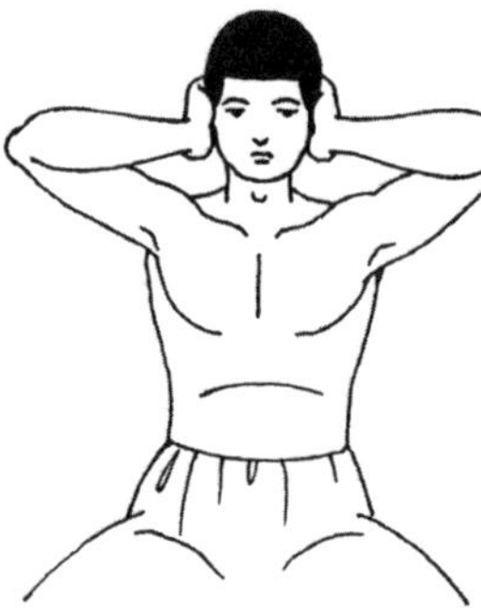

圖144

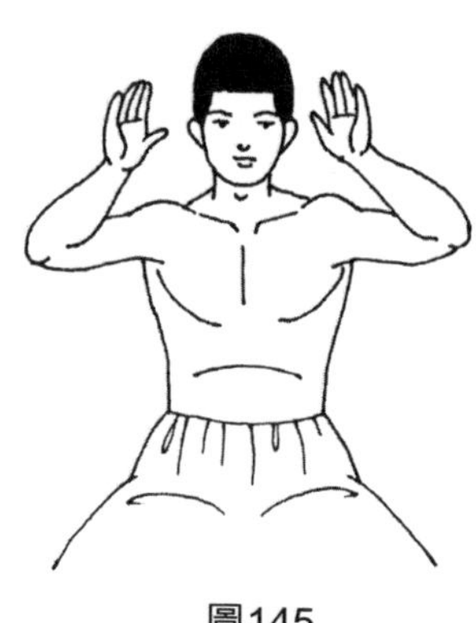

圖145

第二段　鳴天鼓——耳鳴

【動作】

首先，以兩手的手掌心，緊緊地按住耳穴，並以兩手的食指、中指、無名指，輕敲後頭骨（小腦部）十二次。其次，再以三指壓著後頭骨不動，並將手掌心緊壓耳穴，然後，急速地將手拿開。反覆做十次，使之產生耳朵嗡嗡做響（圖144～145）。

最後，將兩手的中指插入耳穴，繞轉三次，急速拔出。反覆做三次（圖146～147）。

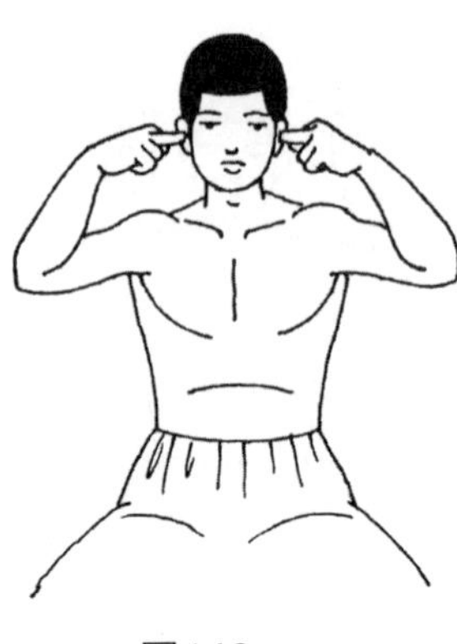
圖146

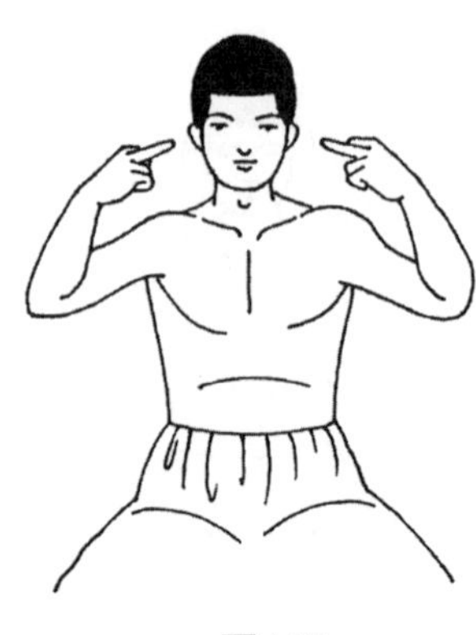
圖147

【功效】

後頭骨的內部是十二經絡的各種陽經集合之處，亦為人體各部運動的反射中樞——小腦的位置。輕敲此處，可使頭部感到舒服；特別是在早上，或是在疲勞時進行，能夠得到顯著的效果。

此外，敲打十二次，這是根據中坤卦六斷三字形（易經），有謀求陰陽調和的意義。

前庭等耳的神經器官，與大腦直接相通；因此，塞住耳朵、打開耳朵，可震動鼓膜，增強聽覺能力。

對於耳鳴、重聽等的耳朵疾病，具有預防及醫療的效果。

第三段　旋眼睛——繞轉眼球

【動作】

集中精神，保持頭、上身挺直的姿勢，坐好。

眼睛向左旋轉三次，再注視前方一會兒。然後，將眼睛向右旋轉三次，再注視前方一會兒。

【功效】

此功非常簡單，次數也很少；然而，根據以往很多人的實踐經驗，早晚兩次，可以預防白內障、延緩眼睛老化，持續不間斷施行，對於保護眼睛，可收到意想不到的良好結果。

第四段　叩齒——叩敲牙齒

【動作】

集中精神，使心情平靜；上、下齒做三十六次的咬合。

【功效】

牙齒不僅是骨的末梢，與筋骨亦有直接的關係；此外，與胃腸、肝腎等內臟活動，亦彼此關連。

藉由修煉此功，強化牙齒，更能提高消化系統的機能。

第五段　鼓漱——空漱

【動作】

嘴巴閉起，牙齒咬合，做漱口的動作。做三十六次。逐漸地，口中便會湧出很多唾液；然而，湧出三次唾液後，慢慢地如將其吞入丹田般，吞下唾液。剛開始，唾液也許沒有那麼豐富，但是，長久持續練習，便會愈來愈多。

【功效】

此功是以口中生成唾液為目的，這不僅是為了幫助消化，亦是為了增加丹田之氣。

很早以前，生理學的研究便已證明，唾液有解毒、免疫以及消化的作用；然而，在此之前，古代的中國人便已認定，唾液可增強丹田之氣。「活」這個字，便是由「舌上的水」這個意思所造出來的；由此看來，我們可以了解到唾液功能的重要性。

第六段　搓腰眼——腰的按摩

【動作】

將兩手摩擦生熱後，用力按住腰部，將左右手的手掌心，以上下不同的方向，用力摩擦三十六次（圖148）。

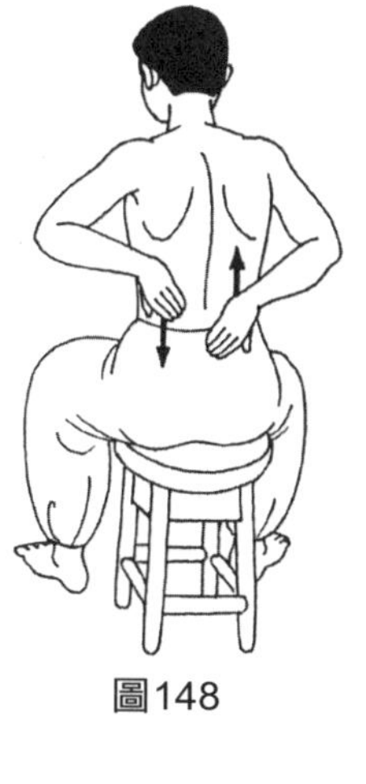
圖148

【功效】

腰部中繞行著帶脈（圍繞腰部的經脈），而畏寒的腎臟亦位於此處；因此，摩擦可使腰部溫暖。

此功能夠增強腎臟機能，使帶脈不停滯地順暢運行。因此，若長久不間斷地修煉此功，可預防腰痛。

第七段　兜腎囊──腎的按摩

【動作】

若是男性來練，首先，需將兩手摩擦生熱，再以一手持舉陰囊，另一手用力撫摸下腹部。兩手同時反覆做八十一次之後，換手再做八十一次。

至於女性，先將兩手摩擦生熱，再以左手支撐腰部，將右手從胃部開始，向左按摩肚臍的上方部分。由左下方轉回，一周做一次，反覆做一百次。

其次，再以右手支撐腰部，將左手從肚臍下方開始，向右按摩肚臍下方的部分。由右下方轉回，反覆做一百次。

【功效】

對於男性來說，經常修煉此功，可健全腎臟，性機能亦隨之增強，而免於精力衰退之虞。此外，由於能夠控制自己的性慾，因此，可以治療早洩、夜遺以及陽痿。

對於女性來說，經常修煉此功，可強化臟腑，儲備精力，使氣血充足。

第八段　搓腳心——腳掌心的按摩

【動作】

將兩手摩擦生熱之後，摩擦腳掌心，左右各摩擦八十一次（圖149）。

【功效】

位於腳底的湧泉穴，是腎經的起點；藉由摩擦此處，可解除充血、安定肝臟，使其健康。對於提高視力，亦相當有效。

此外，沐浴之後修煉此功，可期待更深一層的效果。

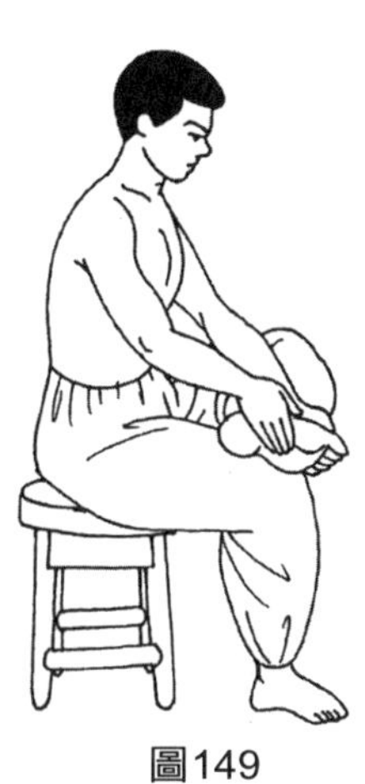

圖149

床下六段功（立式八段功）

增進肌肉的活力

床上八段錦主要是按摩全身的功法，而床下六段功則多採用《易筋經》，主要是由手的上下、屈伸等一連串的動作組合而成。具有增進肌肉活力、強化內臟機能的作用。

修煉了床上八段錦之後，最好接著繼續修煉床下六段功，大有見效。

修煉床下六段功之際，務必使心情平靜，祛除雜念，將意識集中於丹田（肚臍下）。自然地以鼻子進行呼吸。

吸氣時，將舌頭抵住上腭；吐氣時，則將舌頭離開上腭。練功終了之後，將口中的唾液如運送丹田般，吞飲下去。

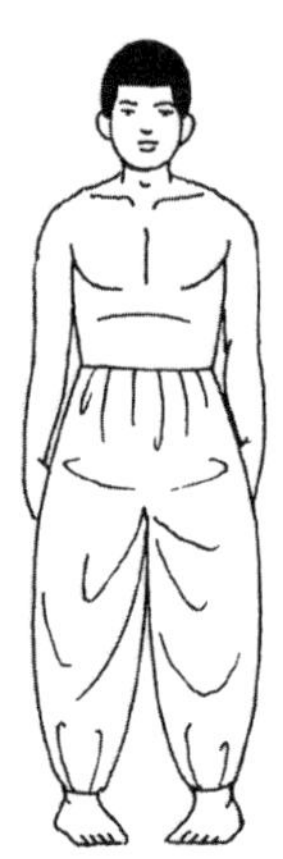
圖150

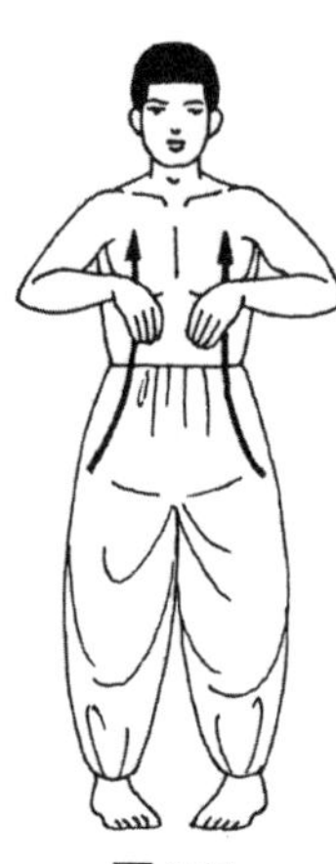
圖151

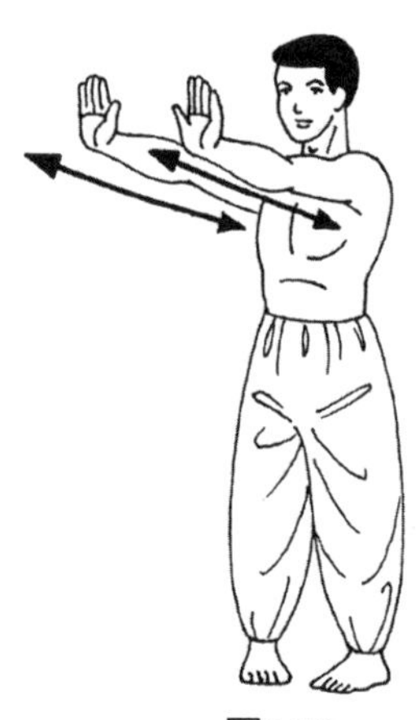
圖152

第一段

【動作】

腳打開站直，兩腳寬度與肩膀同寬；腳尖微微向內，呈八字形；上身與腿伸直，兩手垂於體側。眼睛注視正前方，將意識集中於丹田（圖150）。

將兩手沿著上身，慢慢地提舉至胸前（圖151）；再往前伸直，手掌心立起向外，五指併攏。手肘保持伸直，手腕與指尖用力，使肌肉能夠得以伸展地往前推十次（圖152）。

【功效】

由於手部經絡的氣血循環順暢，便能

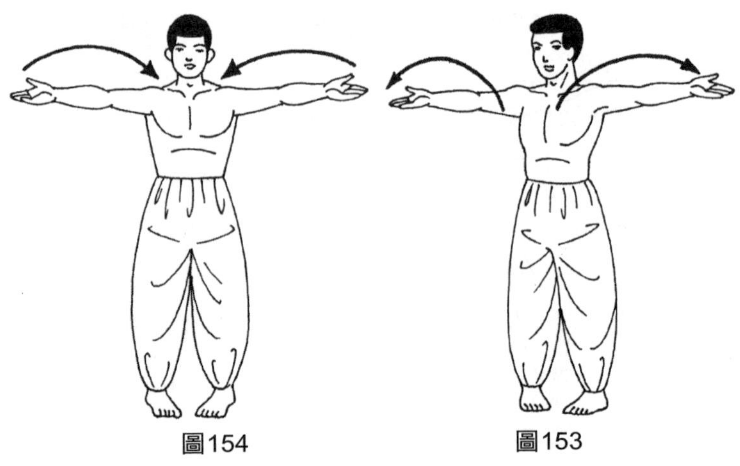
圖154　圖153

夠強化手部的機能。

第二段

【動作】

接著前面的姿勢，兩手伸直地向左右打開，手掌心朝上，手指併攏。將肩部隆起般地，動十次（圖153～154）。

【功效】

此功可使頭部的活動趨於活潑。而頸部又是主要的血管、神經匯集處，因此能夠給予大腦良好的影響。

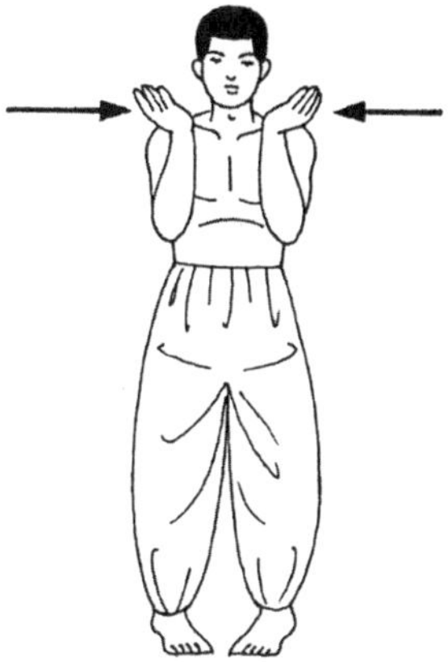

圖155

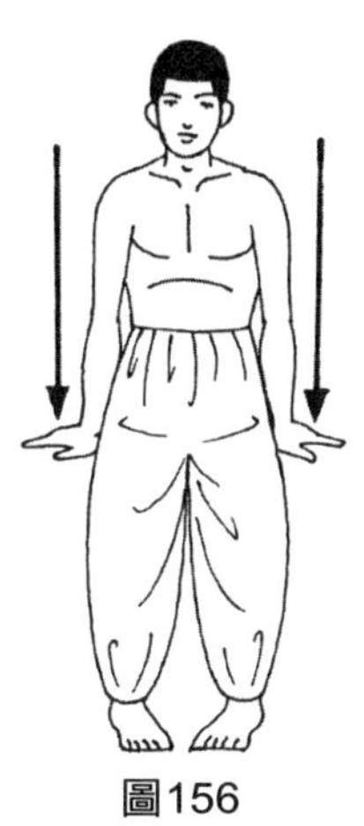

圖156

第三段

【動作】

接著前面的姿勢，手肘彎曲，將兩手拉回胸前；沿著上身將手自然下垂；置於兩腿的腿側。手掌心向下，手指併攏，面向左右兩側。

手肘保持伸直，使肌肉得以伸展般地，用力向下壓十次（圖155～156）。

【功效】

使具有各種不同功能的肝臟，能長保健康；同時，對於視力的提高亦相當有效。

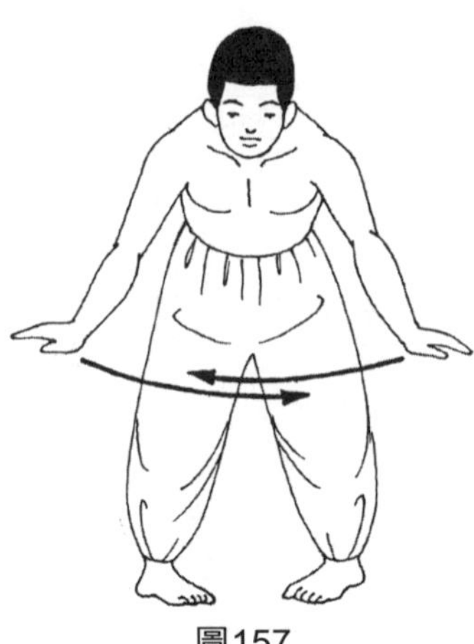
圖157

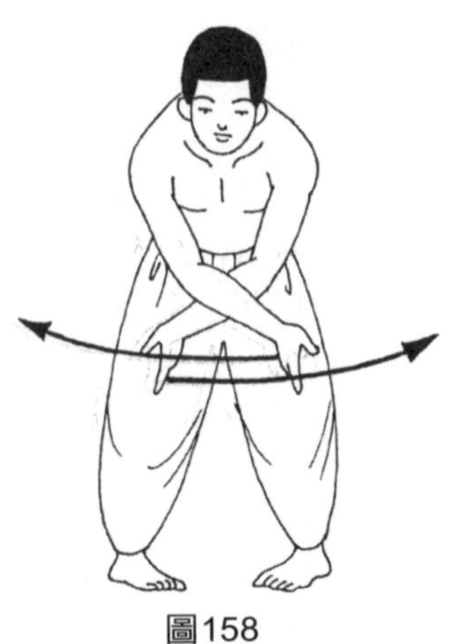
圖158

第四段

【動作】

接著前面的姿勢，伸直膝蓋、挺直腰；然後，將上身儘可能地向前傾。兩手向左右擺動十次。

兩手打開時，手掌心朝下，指尖朝向左右兩側；隨著兩手交叉，指尖亦隨之朝下。擺動時不必使勁用力，讓元氣不虧損地自然擺動（圖157～158）。

【功效】

對於強化腰部、健全腎臟，相當有效。

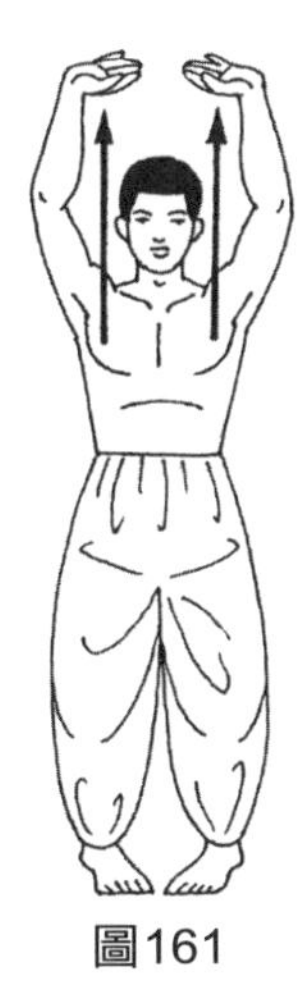
圖161

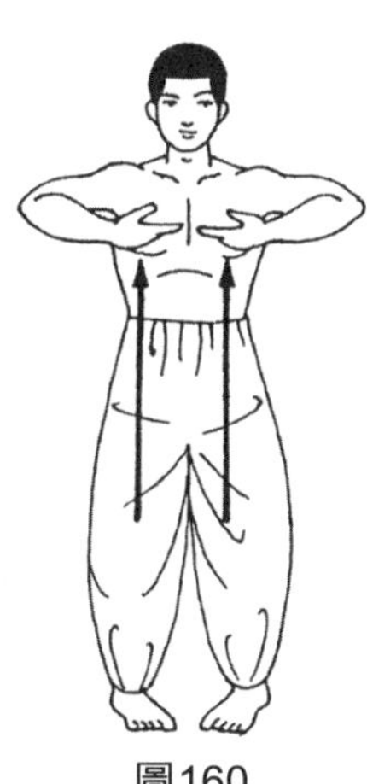
圖160

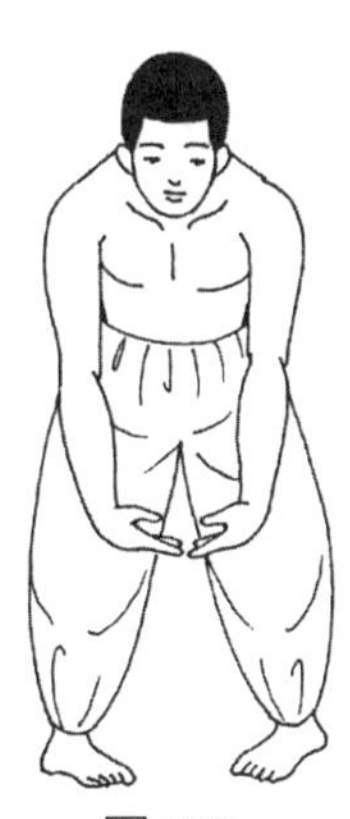
圖159

第五段

【動作】

接著前面的姿勢，手掌心朝上，如托持重物般地，將兩手提舉至胸前，使上身完全伸直（圖159～160）。

兩手的手指併攏伸直之後，將手掌心翻轉向外，將兩手舉至頭頂上。兩手間的距離如肩膀的寬度；手肘伸直，手掌心朝上。保持手肘伸直，用力向上推舉十次（圖161）。

【功效】

對於三焦，即胃腸、膀胱等，具有強化的作用。

第六段

【動作】

接著前面的動作，將右手往前方下壓至肩膀的高度，並輕輕地握拳。將左手往前方推行至肩膀的高度，同時，將右拳用力拉回至胸部（圖162～163）。

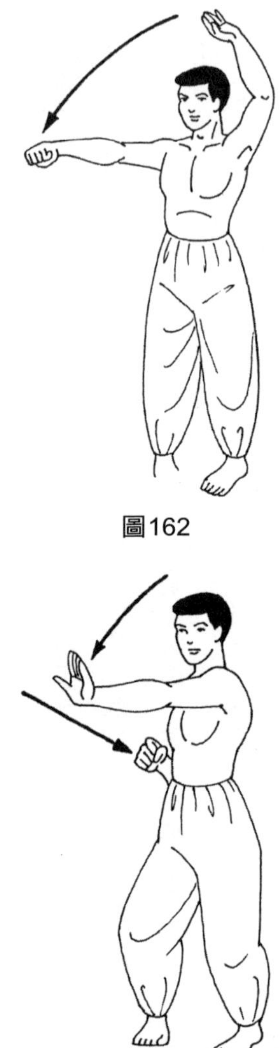

圖162

圖163

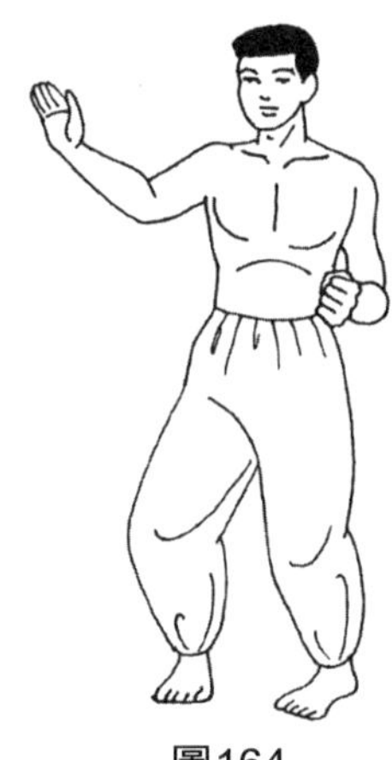

圖164

其次，放鬆右拳，便手掌心朝上，推舉至頭上，同時，並使左手握拳，反覆做同樣的動作。左、右交互各做十次（圖164）。

【功效】

不僅能厚實胸部，增強腕力，對於脾胃＝消化系統，亦相當有效。

實用技巧之5

第六章

排毒十字地球功

儲存「正氣」，排出「邪氣」

決不可因運動或娛樂導致「正氣」減少

我們常會認為：各式各樣的運動或體育活動是有益於健康的。

總覺得每天只是坐在桌子前面工作，運動不夠，身體才會不好。加上沒有活動筋骨，導致身體更瘦弱，沒有元氣。有時，沒特意做些什麼卻又猛發胖，為了想瘦下來，即使不做專門減肥的運動，也會將運動或體育活動列為重點。

似乎藉由晨跑、高爾夫球、網球或廣播體操等運動就可培養體力、鍛鍊筋骨，而且這更是健康的必備條件。

然而，即使做運動，還是無法消除身體或心理的疲倦。運動時或許挺快樂，可是結束之後往往疲累不堪。

其實，真正消除疲勞的方法應是將附著在身上污濁之「氣」、疲勞之「氣」

或者有病之「氣」除去，也就是所謂的「消除邪氣排毒健康法」。

在中醫學上，只要「氣」污穢、疲倦，就是「氣」生病了，而且會因此導致疾病的產生。

換句話說，所謂的疾病就是「邪氣」從外進入身體或體內的「內氣＝正氣（生氣）」減少所引起的。

慢性疲勞就是過多的「邪氣」附著，「正氣」不足所造成的。

從事體操或運動時，千萬不可減損「正氣」。而且若沒有增加「正氣」，光想納入元氣只是徒然消耗。

對維持健康必要的「天之氣」、「混元之氣」、「地之氣」

一向的運動都只以肉體為中心。也就是只重鍛鍊筋骨、培養體力、醫治疾病或預防生病。不過因精神和肉體的密切關係，因此精神療法也被看重。

排毒十字地球功則以為人類除了肉體之外，還有所謂的靈體存在。

所有「氣」就是身體，含有「正氣」則為靈體。

靈體不僅存於肉體之中，也見肉體之外。

並非依據靈體的存在之氣功療法，無益於健康。至於奠基於靈體的方法，自古以來則稱為通靈療法、手掌療法、自療療法、正氣療法等。

一般而言，所謂「正氣」是由「天之氣」、「混元之氣」及「地之氣」所形成的。

「太陽之氣」的偉大是十分為人熟知的。太陽的能源也可稱為成長能源，不論是植物、動物或我們人類，如果沒有太陽，就無法生存。例如：植物如缺乏陽光就無法成長，結果不是生長不良就是歉收。

因為久雨不止、氣候不佳，作物無法生存的消息，也時有所聞。

「空氣」是一種飄浮在地球表面空間、肉眼無法得見的生命微粒子。空氣中含有氧氣、二氧化碳、氮等，一般將這些最微細的物質視為生命微粒子，也就是「混元之氣」。

「混元之氣」會與空氣一起從肺和靈體的氣穴進入。不過，藉由特別的訓練，也可從位於手的勞宮或頭頂的百會及眉間的印堂等緩緩進出。

「地之氣」就是地球的「氣」。

也就是養育植物、魚、動物等的根本之「氣」。它的變化物就是覆蓋山面的綠色霧狀物，包含在大地之中，謂之各種生命微粒子。

若和「天之氣」或「混元之氣」加以比較，「地之氣」是種能夠很具體地感覺到的「氣」。

是屬於所有慈陰之母的「氣」。我們人類一直到最近才過著完全吸收此種「地之氣」（地球的自然力）的生活。一般人或住在山裡的人們應能由肌膚感受到此種「地之氣」的重要性。若農作物的「地之氣」衰弱，就無法生長良好。山如果荒廢，就會造成水災，相反地，作物就無法得到水。

「地之氣」最主要可從腳底感覺得到，有時也會吸收屬於生命體的人類之「邪氣」。

「好氣」和「惡氣」的交換也是極其重要。

從此三種「氣」當中，獲得或交流「氣」的人類，擁有一種對於健康生活極其重要的線，即是所謂的「健康層」。

使「邪氣」反轉的靈體磁場

靈體磁場被視為健康線，以手即能感覺到

靈體磁場位於肉體的外側，具有保護身體的功用。

此健康線可分為內層的線和外層的線兩種。

內層的線約位於身體表面三公分左右處，外層的線則在皮膚表面三十～五十公分外側，隨「氣」的強弱、大小略有差異。

靈體的內外線導源於健康磁場的出現，會自然地浮現於外側，在光亮處即可得見，被視為健康線，以手即能感覺到。擁有運行靈視氣功特異功能的人不但可以看見靈體的存在，也能感受得到，甚至得見靈體的顏色。一般稱此靈體的線為健康線。

被健康線包圍的部分，稱做健康場或人體磁場。

如果正確維護人體磁場，就可預防疾病＝外邪侵入，也不會由此演變成疾病、疲倦或過度緊張＝邪氣也會因此被彈回。

「邪氣」從外側接近時，就容易依附人體磁場，靈體也會變得凹凸不平。

有時，體內的「正氣」減弱，身體外側的靈體就會形成氣虛的狀態。

例如：近視時，在眼睛四周的靈體就會形成凹下（氧虛狀態）。腰部有慢性疼痛時，在腰部周圍的靈體也會產生凹下。

喉嚨疼痛、扁桃腺紅腫或感冒等症狀在肉體上出現時，實際上就是在健康內外層的內外健康線部分，產生凹下或凸起。

相反地，「氣」旺盛地與疾病搏鬥或能源綽綽有餘時，就是氣實狀態，有時靈體的一部分就會凸出，形成凹凸不平。

假如檢查靈體，就可知道疾病

肉體在發生疾病之前，事實上就是靈體在發生變化。一旦此種變化擴及於肉體，就會變成疾病。

肉體產生疾病時，靈體也大都會有些改變。

生病的部位會出現縮減至內層或擴大至外層的現象。感冒或咳嗽就是喉嚨或肺的部分之靈體產生氣虛現象（凹下）。檢查靈體部分，就能診斷「氣」的狀況，同時調整健康線。此即所謂探測調整。

等到修復靈體部分的凹下，恢復元氣，肉體部分也可重獲健康。

明白這些道理之後，就能以正確意義理解消除疲勞或過度緊張或「邪氣」的方法。

此外，對於擁有人體磁場守護的我們，還得接重力的作用。

那就是地球的磁場。在地球上，順著磁場的流動，我們皆受制於大氣的氣壓。因此，向上丟擲物體，結果必然落下；即使如何強勁上衝，也是會掉到地上。總之，不可能有一直往上的東西。

植物也是如此，不論如何勢不可擋地往上伸的樹木之芽或葉，最後葉子終會枯萎，成為花或果實，掉落地面。

身體中的情況更是如此，往下垂落是很自然的情形，體內的「邪氣」因此也容易向下流動、堆積。

而且，身體上面要承載著頗重的頭，常常採站立姿勢，似乎有些過度勉強。但是，因為我們必須在此種狀況下生存。所以使不好的「邪氣」或疲勞往下掉落是最簡單的排除方法。

如果過份地拼命往上，則會造成麻痺，反而無法消除疲勞。

一舉手放下間，就會產生不可思議的效果

須沿著健康線的外線或內線而行

排除「邪氣」，消除疲勞最簡單的方法就是「舉手、放下」。此種動作是可誘導「邪氣」向下，使其容易掉落的方法。

例如：在公寓等的屋上設備水槽，水道的水即由上方流至各家庭的水管。若是採取由地下吸取水的方式，即使一樓可順利汲取到水，待上到十樓水勢也會轉

弱難以出水。取出身體中的「邪氣」也是這樣。

從腳底，手掌、尾骨等處送出「邪氣」時，藉著舉手向上，可增強「氣」勢；或藉由改變血液或體內的水的位置，也會使邪氣容易落下，變成「氣」流動的信號。

不過，必須加以留意的是，在舉手、放下時，須沿著健康線的外線或內線而行，即順著身體外側的健康線，由上往下，污穢自會掉落。

甚至，放下來時，若手掌也向下，就能將「邪氣」排到地上，舉起手時，手掌向上，就可吸入；「天之氣」，使體內的「氣」更為健康（圖165）。

清除凹凸不平，使成平滑的健康線

身體表面的健康線，會因由外部進入的「邪氣」或內部的「正氣」削弱，呈現凹凸不平的狀態。

只要先意識到此健康線，再藉由舉手、放下的動作，即可調整健康線的狀態。「正氣」衰弱，形成凹下的地方，可慢慢移動修補，凸起的地方則須快速移動劃平。

像這樣調整健康線的凹凸不平，使成圓滑平整的健康線，就能消除疲勞，身體也會更為健康。

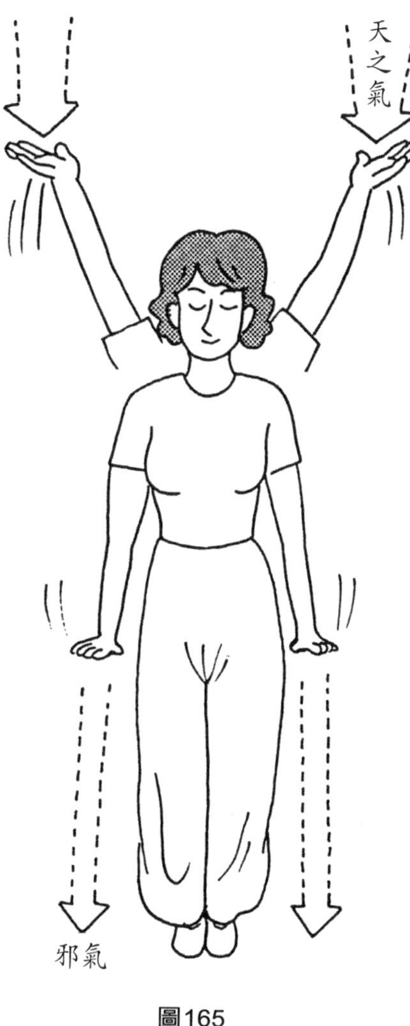

圖165

手負有兩個任務。
其一是吸收污穢，其二是送出內氣。
靈活運用此兩種功能，就能調整健康線。
吸收污穢時，就像擦窗戶一樣地向下洗去污穢；「氣」不足的部分，可由外側補充手所送出的「正氣」，獲取平衡。

藉由石、木及地球的自然力來吸取「邪氣」或疲勞

樹木或石頭是從土或岩演變的，可藉此思考地球的變化。
而且石頭、樹木擁有強盛的陰力，自古就被當做神的象徵加以崇拜，若視為建造好氣場的地方看待，實有其利用價值。即使到現在，在磁場較好之處，仍有巨石、巨木，甚至還有張掛稻草繩之處。
樹木的生命力很強，歷經數百年仍存活著，就是因為樹木會吸取地球內部發出之力，接收來自天空的「太陽之氣」，所以得以長久生存。
像這樣的樹木正可吸走人類的「邪氣」。

僅是心中抱持某種意念（想法），一直站立著，樹木的生命力就可吸去惡「氣」，同時對於樹木，人類也給予必要的物質＝能源或營養。

此即樹木氣功，屬於樹木和人類的交流。

四種十字地球功的方法

將「氣」無法流通的狀態稱為疾病

人類是母親懷胎十月所生。可是，就更深的意義加以考量，人類的母親應說是地球。以人類為首，所有的生物都是由地球產生、養育，這是迄今絲毫不會混淆的事實。

生育人類，然後經常吸取污穢的是做為母親的地球及其變化的木、石、土等。人類由此而生，共同生存，然後歸於地球是很自然的事。

可是，在現代都市文明中，卻不再清晰可見地球的自然性，連樹木、石頭也難以看見。於此同時，更忘記與木、石、土的互相助益及真正的關係。

十字地球功（邪氣排毒功）就是著眼於幫助人類在自然之中出生、成長，回到自然的狀態，排除「邪氣」，不患疾病。即為去除所謂的「邪氣」、「濁氣」，使「氣」暢流無阻，淨化大自然。

過度緊張就是腦中充塞「邪氣」的狀態；慢性疲勞則是污穢之「氣」在體內留存，沒有流動的狀態。類似這些情況，就氣功而言，稱為疾病。

它與現代醫學所謂的疾病，意義有點出入。從文字來看，「氣」生病即指「氣」不流通、「氣」受污染、缺乏「元氣」的狀態。

如果要治療此種疾病，就必須進行所謂的下毒（解毒）、排毒，即排出惡「氣」，使「氣」暢流，吸取自然的「混元之氣」的方法。

現在，試看我們所生活的環境，以台北為首的都市，連雨水滲透的泥土也沒有。

本來，雨一落下就會滲入地面，流經地下水脈，直達河川，然後入海。另一方面，樹木、作物等也可獲得滲入之水而得以生長。

可是，現在降到都市的雨水都流進排水口，集中一處。因此，都市的河川即使有相當的深度和防護的堤岸，只要大雨一來，仍會發生水量增加以致氾濫的危險。所以，如在河川附近建造高地基的建築物，就該發給補助金。

此與無視於人類身體「氣」之流動相同，因為忘記原來的循環通道，造成積聚、溢滿的情況。這完全是以人類為中心，過度改造都市的懲罰。

因服藥化成邪氣積存所造成人類和地球的疾病

現代醫療或健康法都是以喝就會變好，能吃就可醫治的想法為中心。因此，身體中的流動不順暢，排除不好東西的力量就會逐漸轉弱。藥物所造成的藥毒、食物所造成的食毒，也會因此積存體內。

別說「邪氣」，就連充塞所謂食物的肉類或油，都會轉成「邪毒」。

養殖魚由於餌食過剩導致肥胖，在藥物過多、沒患疾病的情況下，還能生存真是不簡單。

田地也是因為施藥、撒肥料，不但無法連作，連收穫量都銳減，而且，作物也常會產生突然病變。

即使好不容易成長的作物也多為缺乏養分、沒有元氣的半健康作物。現在可說已落到和泥土完全沒有交流，也受拒於地球的窘境。

不只草木或作物如此，生活中物質過剩的狀況也象徵現代生活。衣物、生活用品過多，無法物盡其用，就會成為麻煩。若說是全都被掩沒在垃圾中，一點也不言過其實。

人們慾望的盡頭就是「邪氣」、「雜念」的結果。不只「邪氣」，連垃圾和物質都已充塞生活中，對人類的身體及環境形成循環障礙。

過度緊張及疲勞即刻消除、流散

現代生活中，要完全沒有過度緊張或疲勞是不可能的。可是，假如能做到感覺疲勞就馬上消除，那麼，過度緊張就不會積累而成慢性疲勞。

這就是避免罹患過度疲勞致死或猝死，或可怕疾病的方法。

過度緊張是一般人常常可能得的毛病，所以避免受此拖累，維護健康的身體是很重要的。

因此，只要有過度緊張等惡「氣」附著，就必須馬上清除，使其流出，這就像拿起油炸食品等，被油濺到受到燙傷，如果馬上用水冷卻，就不會加重傷害一樣。

相同地，疲勞及過度緊張若能即刻排除，也就不會充塞體內。而且擁有「正氣」盈滿的強健身體。

為了消除身體的疲勞，首先必須尋找堵塞的地方，然後使其流出。

連繫天、地的排毒貫氣功

十字地球功之中，找到身體中「氣」的堵塞處，使其流出的方法有數種。首先，就是讓氣由身體上方流至下方，貫穿天、地，使能互相流通的排毒貫氣功（圖166）。

人們可藉由站立，形成一條粗狀的管道。

讓氣由管道上方流到下方，不違反重力，受自然之力引導，即可從頭到腳散

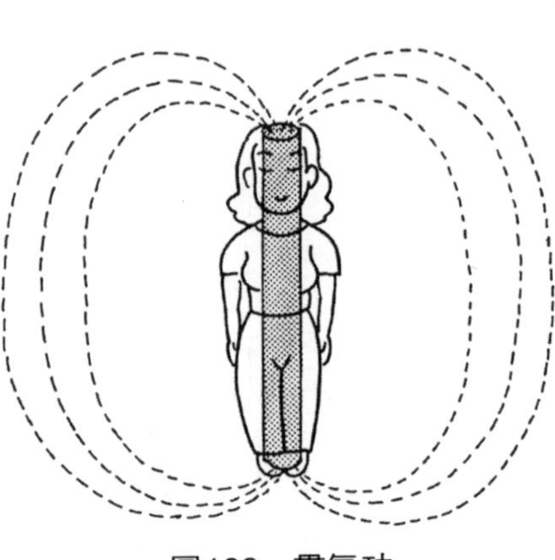
圖166　貫氣功

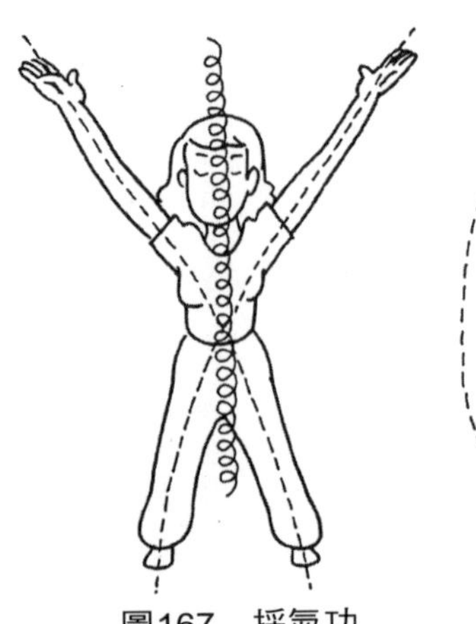
圖167　採氣功

落各種惡「氣」，並從自然吸取「氣」。

吸收「正氣」排出「邪氣」的排毒採氣功

更積極進行由上方引導天的「氣」，讓惡「氣」由下方流出的方法就是吸收天之「氣」的排毒採氣功（圖167）。藉由上方引進好「氣」，排出惡「氣」。

恰如擠出涼粉一般，納入好「氣」，流出惡「氣」。

也就是吸入來自太陽、月亮、星星、大地或植物等人類之外的自然之「氣」相混合的「混元之氣」。

使堵塞之「氣」流動的排毒行氣功

在身體之中使「氣」流通是必要的，此謂之行氣（導引）（圖168）。可調整「氣」的自然流動，並更進一步傳送到必要的穴道或器官。

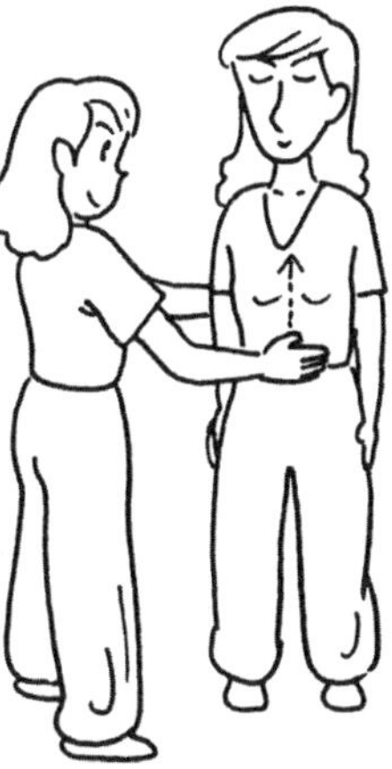

圖168　行氣功

儲存「正氣」拒絕過度緊張的排毒養氣功

如果沒有做到儲存吸入的好「氣」，身體健康就會大為折損。

而且即使抵抗「邪氣」的入侵，卻無法牢固地儲存「氣」，依舊無法排除「邪氣」。因此，必須做到最後將「氣」儲存在丹田的「收功」。

一般將此稱為「收氣」或「養氣」

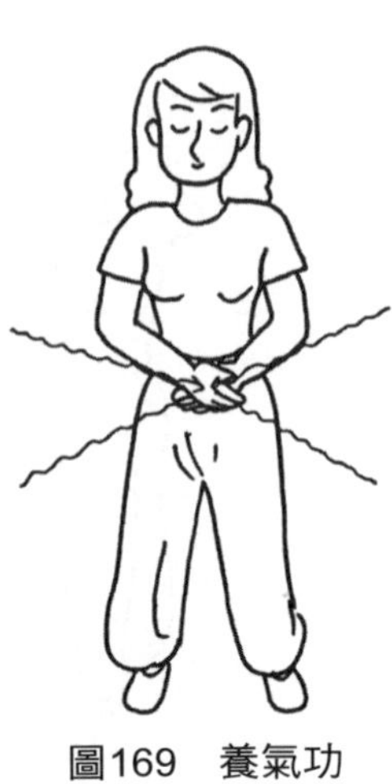
圖169　養氣功

（圖169）。

排毒氣功與體操及運動的相異之處即在於它能儲存「氣」，使身體健康，也就是儲存可消除過度緊張、疲勞的好「氣」。

藉由地球力量治病的五個不可思議動作

隨著地球力量及流動，過度緊張、疲勞因而減輕

一般將地球力量及其自然能源稱為地心引力。

所謂地球的自然力就是活用石、土的陰力及磁氣。

地球上南北兩極各有大磁氣的流動，藉著進入此流動之中，自覺到疲倦的消除方向，然後再加以活用，就可使人體中「氣」的流動順暢無阻。

此外，地球的自轉也是促成人體中「氣」流動的重要因素。

這些方向就是使頭腦適度地休息及身體器官保持健康的方向。現代則因生活在混凝土和鋼鐵的包圍中，人們所能接受的磁氣之力變弱，也較難活用磁氣能源的流動。

「邪氣」積聚在水中時，假若此水是在河川中流動，一開始也許不會腐臭。可是，其流動會漸趨靜止，猶如水池或沼澤，一旦水不再流動，就會逐漸變得污濁、骯髒，最後腐臭，也就是水生病了。

「氣」而言，就是形成「邪氣」，即變為污穢的濁氣，已經產生疾病了。

人類是由於地球而得以生存

人類身體是受宇宙自然，特別是地球很大的支配。

除磁氣之外，火山活動或四季變化等各種情況都有可能影響我們。

地球的大氣、照射的太陽及月球的光、磁波等，對於我們都是不可或缺的要素。

地球力量的「地磁氣」，是生育萬物之母的陰力，若一邊感受轉動的「地運」，且配合它的流動，自然就可發現促成身體中流動的法則，這是非常重要的。

實際上使「氣」流通，有以下幾個方法。

㈠流通＝由上至下使「氣」流動，排出「邪氣」

這是和天、地交流「氣」的方法。需要用到百會和湧泉、勞宮和湧泉、百會和尾骨。利用彼此之間上下的關係，保持由上往下流動的意向（圖170）。

貫氣法是以從腳排出惡「氣」為首要目的。

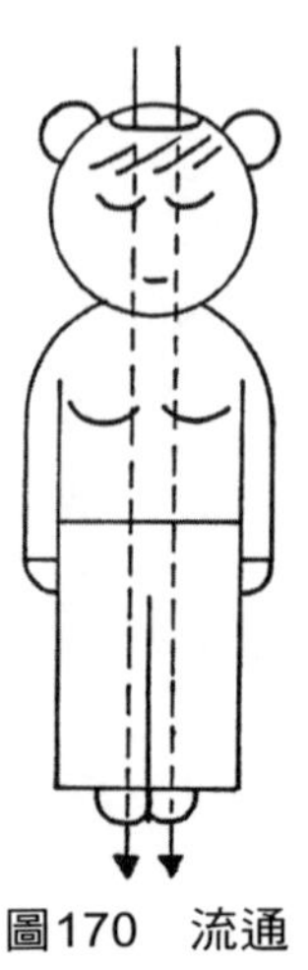

圖170　流通

先從湧泉和腳尖的井穴放出惡「氣」，由地球吸收。手就會有「氣」的出入，腳則因被束縛呈閉塞狀，長雞眼或繭等會更增加沈重的流動負擔。

人類以外的動物，可從相當於人類手

腳的四隻腳，讓地面吸去惡「氣」。

植物則有相當於手的勞宮之葉子和腳的湧泉之根。

只有人類緊緊握住手腳，只活動指尖，又以鞋子來縛腳，也就忘記這些事。

(二) 振動＝從腳尖去除「邪氣」、「水毒」

這是形成共振作用的方法，主要是振動手或身體（圖171）。

地球經常會搖動，最厲害的搖動就是地震。

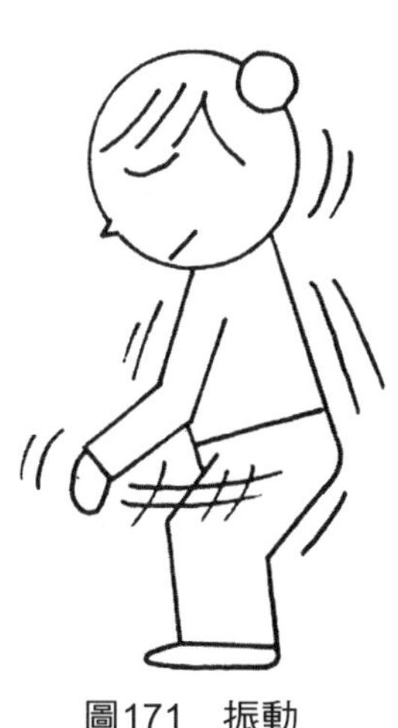

圖171　振動

地震常對人類社會造成各種傷害。每一個人都很害怕地震，更咸認其為所有自然災害最兇惡的。

可是，反過來從地球的立場加以考量，就會出現完全不同的結論。地震其實就是放出積聚在地殼的「邪」能源（過度緊張），是地球的健康法。如比做被戀人拒絕的表現，即被拒絕者對於拒絕者存有一種惡魔感及「邪氣」凝結的情形。

若以公司不景氣來比喻振動，則景氣低落就是不能產生共振，導致惡毒充塞、累積的業積無法提升。

又如將茶葉由袋中放至茶罐時，一搖動茶罐，茶葉就會往下掉落，逐漸累積。與此同理，一搖動身體，「邪氣」就易往下散落流出，好「氣」也易於進入。

就像洗瓶子時，裝水進去稍微搖動，髒東西自會掉落。

自古也有為潔淨身體而振動鹽，連手也和鹽一起振動的，日本相撲界仍保存這個儀式。當陰氣的「邪氣」附著時，就以最陽性的鹽和振動的動作這兩種力量驅除「邪氣」。

㈢ 搖動＝疏通天地之「氣」培養「正義」

這是無意識搖動的方法（圖172），亦即所謂自然搖動功或靜動功的自我運

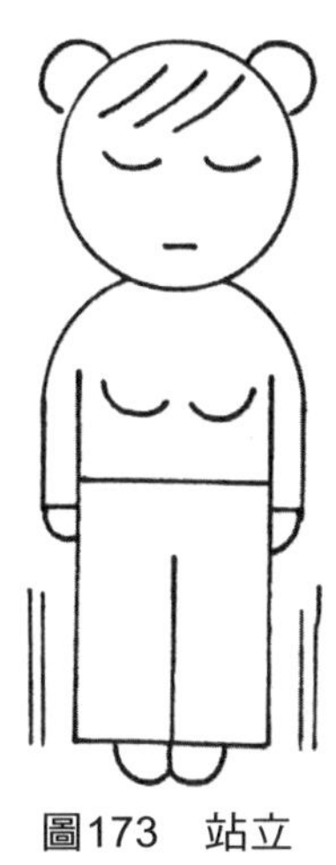
圖173　站立

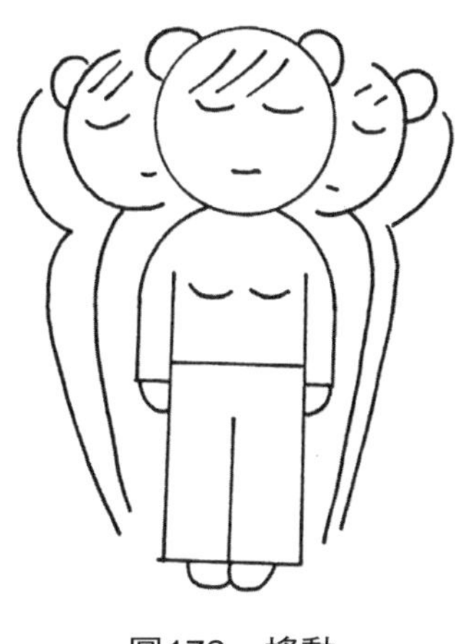
圖172　搖動

動。

適度的搖動可放鬆身心。嬰兒也是在搖籃裡被搖動時，覺得舒服、安穩。胎兒更是在母親肚子裡搖動著過了十個月。

所以，即使在十字地球功之中，終其最後也是非常重視搖動。

為排出惡「氣」，吸入好「氣」，搖動是很重要的。

(四) 站立＝使腦筋放鬆，培育「氣」

這是運用端正的站姿（圖173），讓腦筋休息，解除過度緊張的方法。人們可藉著端正的站姿，消除疲勞或過度緊張。此時，會覺得心情舒暢，精神充沛。

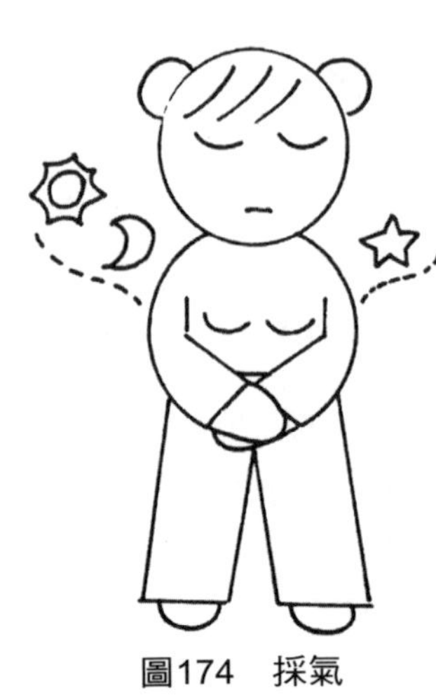
圖174　採氣

如果能繼續施行，就會產生排除毒素（惡氣）之力，積聚、培養好氣。

㈤ 採氣＝吸取太陽、月亮、星星、樹木、石頭等自然之「氣」

這是藉由吸取「氣」，送出惡「氣」的方法（圖174）。

聚好「氣」，然後施行採氣，就與房屋的空氣交換相同。

其方法頗類似擠涼粉的棒子。

發揮肝、腎、脾、肺的重要功能

過度疲勞或過度緊張都是陰邪。

不過，陰物對於更為陰性的地球是最好的。往往阻礙、堵塞就會引起過度緊張或病痛。其他還可能造成各種身體的失常。

其實不只是「氣」，飲食有所阻塞，也會累積毒素。

膽固醇及便秘等問題都是由於水穀之「氣」的延阻所造成的。欲解決這些問題，就須幫助脾的活動，使毒流到地面，然後補充「好氣」。

腎負有放出水的「邪氣」、惡「氣」到地面，再吸入「氣」的重要任務。因此，腎臟一衰弱，就無法排毒，「氣」就會被污染。

而且做為「氣」的根源之血或水也就變得污濁，必須加以排除。

肝臟一有「邪氣」或毒素殘留，就會形成血的混濁。來自體外的藥物、添加物、加工品等毒素一積聚，身體中就會有污穢累積。肝則藉著汗水或呼吸排出皮膚的毒素，並進而排除體內空氣的污濁。

從腳底消除慢性疲勞、過度緊張的排毒十字地球功

十字地球功主要是由以下的功法所構成的：

・**站樁功**＝此為挺直站立，放鬆頭腦，使「氣」流動，進而吸取「氣」，維

護健康的功法（圖175）。

・**搖動功**＝屬於靜靜地搖動、流動、孕育的自我自然運動（圖176）。

・**自療功**＝從外部吸取「氣」，進行治療的自我外氣功（圖177）。

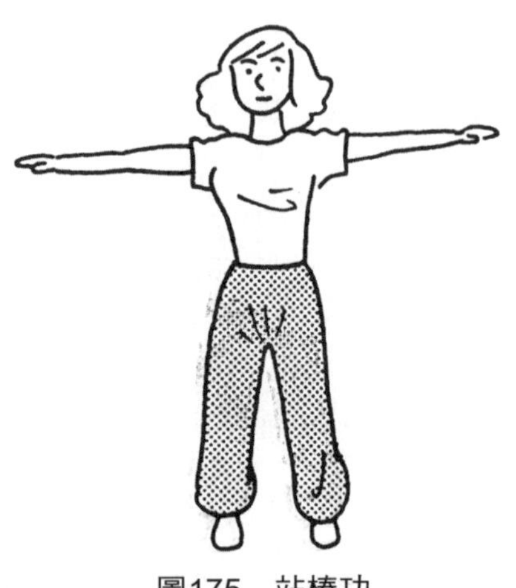

圖175　站樁功

圖178　振動功　圖177　自療功　圖176　搖動功

・**振動功**＝快速振動全身、手、腳、背骨，逼出「邪氣」，送回地面的方法（圖178）。

・**按摩功**＝藉由按摩，直接從皮膚促使「氣」流動（圖179）。

・**補氣功**＝吸入混元的好「氣」，恢復元氣，拒絕「邪氣」的方法（圖180）。

這些都是在混合的自然流動中，促動、集中「氣」的奇妙氣功。

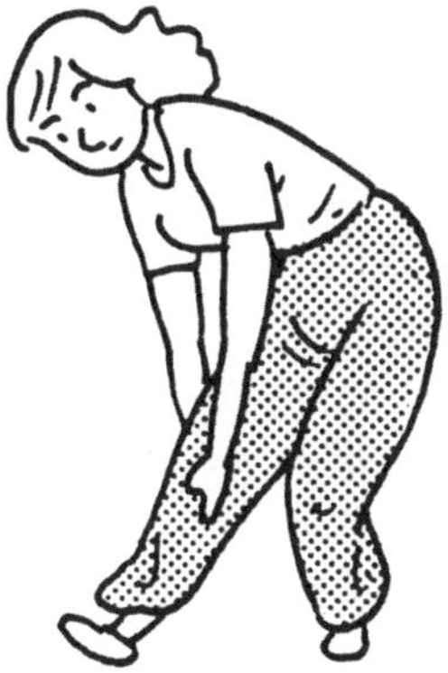

圖179　按摩功

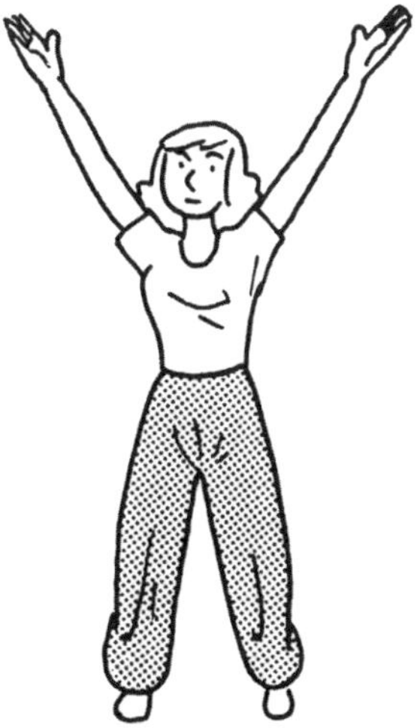

圖180　補氣功

提高十字地球功效果的秘密原理

天和地、陰和陽的十字動作是首要關鍵

佛教有雙手合掌的動作，日本的神道也有拍手的動作。如以排毒氣功論，是相同於「合十字」。連基督教也有畫十字，合掌的動作。

這全都是在調和天地陰陽。以此動作將「氣」或意念集中在十字的正中央（圖181）。

與此相反，則是將手掌向外，使身體中的「氣」流到外面。當然，也可從外面吸好「氣」。

張開雙手使成十字，是最牢固、紮實的防禦姿勢，可防止「邪氣」的入侵。另外，將「邪氣」逼出體外時，如以內十字行之，也能驅除背部或腰部的「邪氣」。

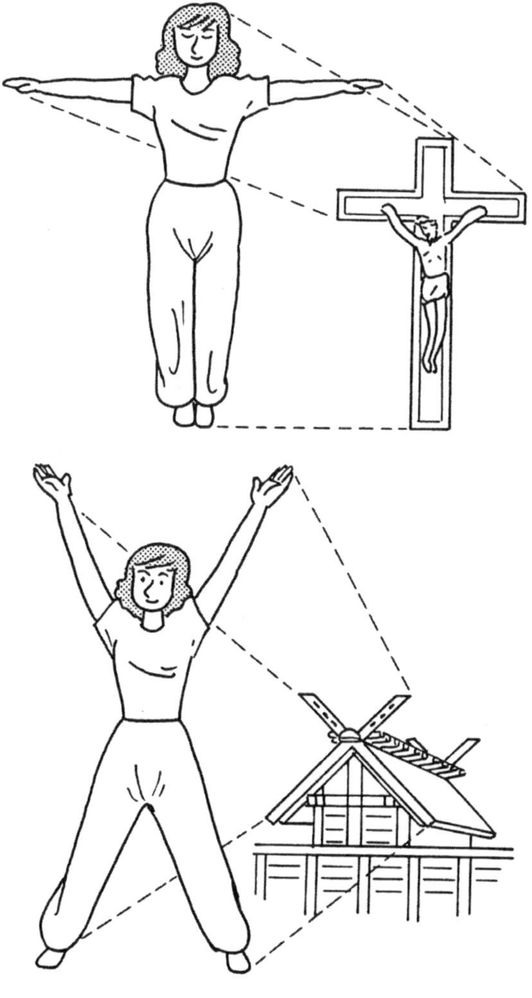

圖181　調和天和地、陰和陽

此種類型能夠排除身體全部的「邪氣」，使成百毒不侵的身體。由此十字和X組成的十字地球功能與天、地緊密地進行「氣」的交流，更進一步使自己成為天和地的橋樑。惡「氣」自會流出。

在進行重疊雙手使成十字的特殊方法的摩擦功或站樁功時，因將雙手重疊成十字行之，「氣」會增強二倍或三倍。

換句話說，將雙手重疊成十字，會使兩手的外勞宮和內勞宮加重，因而增強力量。這與西服的重疊穿著相同，穿著二層比一層可增加一倍以上的溫暖。

雙手重疊放在頭頂的百會，「氣」會貫穿穴道，可治療婦女病或痔瘡等；放在腹或腰部，則是很有效果的收功；藉由雙手交叉也可調整三陰三陽，這都是十字地球功的特色。

S字、逆S字的動作是排出邪氣的要點

此種氣功的另一特色就是如S字般扭動。

S字就如古式太極標誌中所顯示，意指陰和陽，在很早以前就被合成圓形。

十字地球功（邪氣排毒功）就是不施力、圓滑施展的氣功，圓形分成陰和陽等，在中間（脊椎分隔腹、背）就形成S字。

身體中心部的中脈、脊椎及背骨最下方的尾骨都是成S字，如能保持S字，身體就會健康。讓S字脊柱像蛇般的扭動是非常重要的（圖182）。

而且，我們生於橢圓的地球上，接受圓形太陽的能源，也受到圓形月球的影響，讓我們的動作也呈圓形扭動是很自然，也是很愉快的活動。

持續圓形扭動，使直直地流動，就能成S字。吸取太陽的陽氣和月亮的陰氣就能成富有能源的S字，以動的陽氣和靜的陰氣施展功法就可得平衡的S字。運行氣功時，不論是動功或靜功，圓滑地成S字扭動是最基本的。

施展按摩功時，也須持續兩次圓滑扭轉成S字，意念也是從圓形轉成S字。此氣功的上級功即是鍛鍊丹田，圓滑地轉動脈絡，S字或逆S字都是最基本的動作。

根據「地球是圓的」的假定，我們須設定向地球中的中心送出「氣」，並站立在地球曲面，使腳（湧泉）也呈圓形站立。也就是說，使湧泉稍微浮起直立。

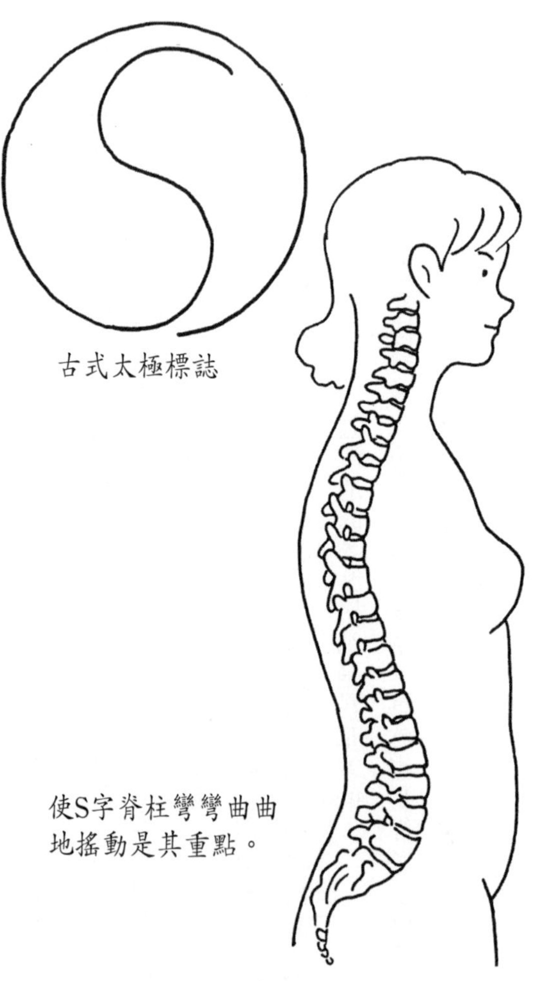

圖182

排除邪氣，最重要的是正確方向和角度

和地球轉動成為一體而運行

「邪氣」進入，「正氣」減弱，不知不覺地毒素就會累積，變成過度緊張，引起痛苦的慢性疲勞。

排出「邪氣」、補充「正氣」的排毒十字地球功，為調整地球磁氣和人體磁場，分向南北運行。

藉由面向南北，即能形成磁氣方向。再以和地球自轉、振動的方向相符的狀態，施展氣功法，更進而配合五臟六腑的方向和時間而行。

這還得加上磁氣的方向，意識地陰的流動。

例如：搭高鐵時，面向行進方向而坐與逆向而坐，感覺疲勞的程度就非常不同。在兒童樂園，乘坐不停旋轉的乘坐物時，若橫向而坐也會覺得非常疲倦。而

且，當時的視線不論是落在何處，精神都會變差。

最理想的方式就是地球和人們有融為一體的方向動作。

【六個治療原則】

㈠補充「正義」，排除「邪氣」。

㈡「邪」集中，「氣」必轉虛（過度緊張）。

㈢若有「正氣」，就能反轉「邪氣」。

㈣天地和人體的「正氣」平衡是很重要的。過度緊張或疲勞時，會減損「正義」，積累「邪氣」。

天地合一，人存在於其間，達到陰陽平衡是最為理想。

㈤「氣」的質量因人而異。

老人就要挑選適合老人的方法，女性或小孩也要各自思量合適的方法。

㈥考慮季節及地點。

氣功的運行方式也須隨季節或地點而改變。寒冷季節時就不行陰寒功，炙熱時也不可過度曝曬於陽光下。

排除「邪氣」，產生「正氣」（五調）

排毒十字地球功的基本步驟有所謂的五調。

五調即指：①調身、②調心、③調息、④調飲食、⑤調起居。

① 調　身

即指調整形體，使「氣」由形體進入。

「邪氣」一如小偷，只要有隙縫就會進入，做採取正確姿勢，不製造隙縫是很重要的。

十字地球功包括站樁功、動功、靜動功、靜功，而且還有根據站立運行的站樁式、坐著運行的坐式（盤腿坐、正坐）及躺著運行的臥式等姿勢的區別。

不論何種場合，了解其特徵，採取正確姿勢是很重要的。

例如：站樁式有一種所謂呈大字姿勢的「大字木林樁」，諸如此類，若能採正確姿勢，不但可獲得源源不斷的能源，也能排除「邪氣」。

採取這個姿勢，不但可放鬆，易疏通全身氣血，入靜更可使頭腦休息，感覺愉快。

不論採用何種站立方式時，最基本都須做到輕抬百會向天，眼睛輕輕閉上，並且提肩抬頭放鬆，舌頭抵住上齒齦地站立著。

②調　心

心＝調整精神。

隨著練功中意念的狀態，氣功的效果會完全不同。

如充滿雜念，即使特意練功，效果也會大打折扣。

欲消除浮現腦中的雜念，可藉由意守著「氣」或想起快樂的事，小時候懷念的回憶、旅行時的事及美麗的風景等，集中意念，掃除討厭的事或煩惱痛苦等。

最後，意守下丹田後收功。

若是「氣」弱或血壓低等較虛弱的人，則意守上丹田。

③調　息

即調整吸氧、吐氧的呼吸。

以自然呼吸為原則，隨場合不同，使用腹式呼吸、逆腹式呼吸、皮膚呼吸及勞宮或腳心等的穴道呼吸。

隨呼吸法的不同，效果也有差異。平心靜氣也是呼吸，「氣」流動順暢排毒時，吐氣則可增進效果。

④調飲食

所謂調飲食，即指依食物不同，製造「氣」，使氣血循環良好。

如不想吃得多或得厭食症，就不要攝食不合體質的食物或會減弱「氣」的食物。弄錯食物，會耗損特意修行的氣功效果。

「氣」的根本就是變成血肉的食物。我們必須正確了解食物的溫涼或補瀉及陰陽等，再烹煮食物。

另外，生病時，因為難以避免導致病情加劇嚴重的食物，以及最近據說會有來自調理器具的「邪氣」（邪金屬）侵入腦、胃，所以不只要留心食物，連器具的材質也都不可忽視。

⑤調起居

所謂調起居，意謂留意與日常生活相關的基本型態或規則。

例如：早晨的起床時間、晚上的就寢時間或者每日不加留意即使用的寢具或鞋子等，若是不十分合適，只要一隻鞋子就足以阻斷「氣」，使得腳和腰疼痛不已。

內衣（貼身衣物）或西服如不隨冷熱調整，造成過度束縛，不知不覺間也會切斷「氣」，屯積「邪氣」。

質料等也都會影響「氣」，非天然質料的衣服過多是妨礙「氣」造成過敏的原因。當然，也會成為皮膚呼吸的阻礙。

衣服的質料所引起的靜電也會混亂身體狀況。以居住環境而言，濕氣重或曬不到陽光等因素，對於「氣」的堵塞也有很大的影響。

在地面吸出「邪氣」，具橋樑功能的氣功板

中國傳統哲學認為，在宇宙自然和一切生命體之間充斥著一種至精至微、無所不在、運動變化的物質實體——「氣」。

「氣」決定和支配著天地萬物和人類生命的存在，並將人的生命存在同宇宙自然、天地萬物的存在聯結在一起。

人的生、老、病、死都是「氣」的變化結果，「氣」的變化過程決定了人的生命運動，參與人體生命運動的「氣」是複雜多變的。

元氣是生命的根源，人的形體精神都是由其決定和支配的。元氣耗損，生命必枯萎；元氣如果充盈，生命則旺健。

現代人在日常生活中，不但經常穿著鞋子或拖鞋等，而且還穿著合成纖維的襪子或長統褲襪。

因此，腳底就很難接觸可將「邪氣」或毒素排出體外的地面，結果毒素、混

濁血液及水、淋巴液等難以流出，囤積在下半身。特別是積聚在腹部、大腿肚周邊、腳踝或腳底等，就更難排除。

氣功板則具有除掉湧泉之鏽，放出毒素讓地面吸收，復甦腳底的功能。

氣功板的主要材料是木材。木材迥異於石、鐵等的冰冷積壓，在地球資源中，屬於「陰中之陽」的性質，可導出體內的「邪毒」，是極為合適的材料。其中又以絲柏、杉木、扁柏等木材，更有助於疏通腳「氣」。

方法是坐在氣功板上，按摩湧泉。由於以金字塔狀的溝洞刺激、衝撞生鏽之處，可恢復已麻痺的湧泉。

不過，在特意吸取「天之氣」時，若出口的腳底被堵塞，「邪氣」積壓，結果仍無異於不練氣功。

站在氣功板上施展氣功，可使由天至地之「氣」的交流更為順暢。

而且，如將氣功板置於混凝土或鋪地毯的地板上加以運用，「氣」的流動會更為流暢，也使氣功的功效發揮得更淋漓盡致。

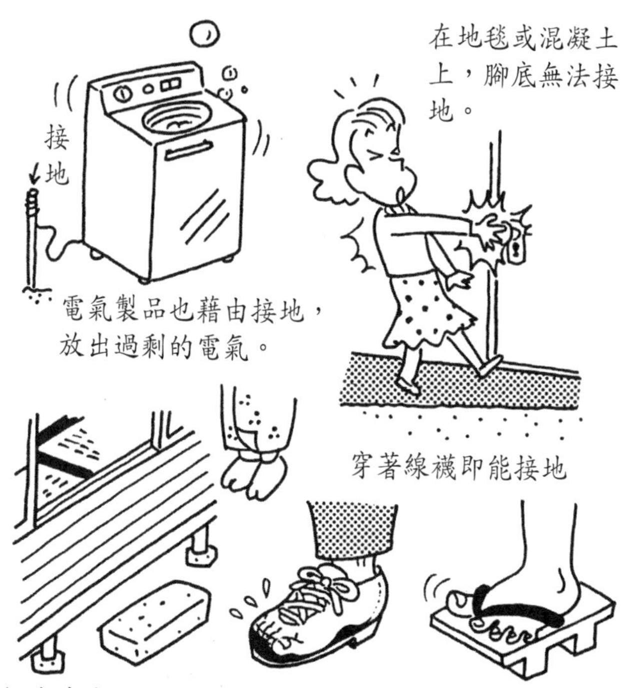
在地毯或混凝土上，腳底無法接地。
接地
電氣製品也藉由接地，放出過剩的電氣。
穿著線襪即能接地
榻榻米式木板地板也能接地。
鞋子會造成束縛，氣難以流動。
日式木屐能接地，腳趾也得以伸展

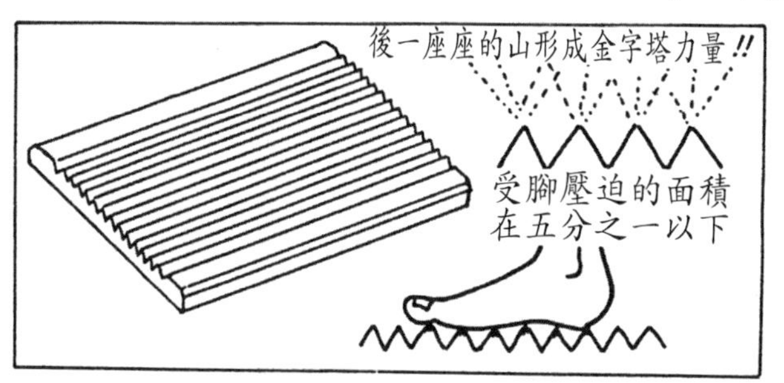
後一座座的山形成金字塔力量!!
受腳壓迫的面積在五分之一以下

圖183　排毒氣功板

快速清除「邪氣」的橢圓棒

只要使用長約八十公分左右的一根橢圓形橡木棒即可清除「邪氣」，假如沒有棒子，也可以高爾夫球桿、雨傘、浴巾等代替。

可將其視為摩擦功的應用功，有助於擦掉「氣」流動的堵塞，清除手無法到達的較深的硬塊。對於肩膀、背部或臀部等，也有極大的效果。

清除深處的「邪氣」時，「邪氣」會往下流。

拿著棒子運用呼吸法，即可意守著氣，輕易地排氣。可視為排毒十字地球功的實際演練，行氣三線功、展翔放鬆功的應用加以利用，比起不使用任何道具，更能快速地感覺到意念和竅門。

只要正確地做到兩手的平行移動，達到左右的平衡，即可除去「氣」。

最重要的是運用棒子的重量和意念，驅動自然的內氣。

經由此法，可更快速調整身體磁場，使經脈流動順暢，排出「邪氣」(毒氣)。

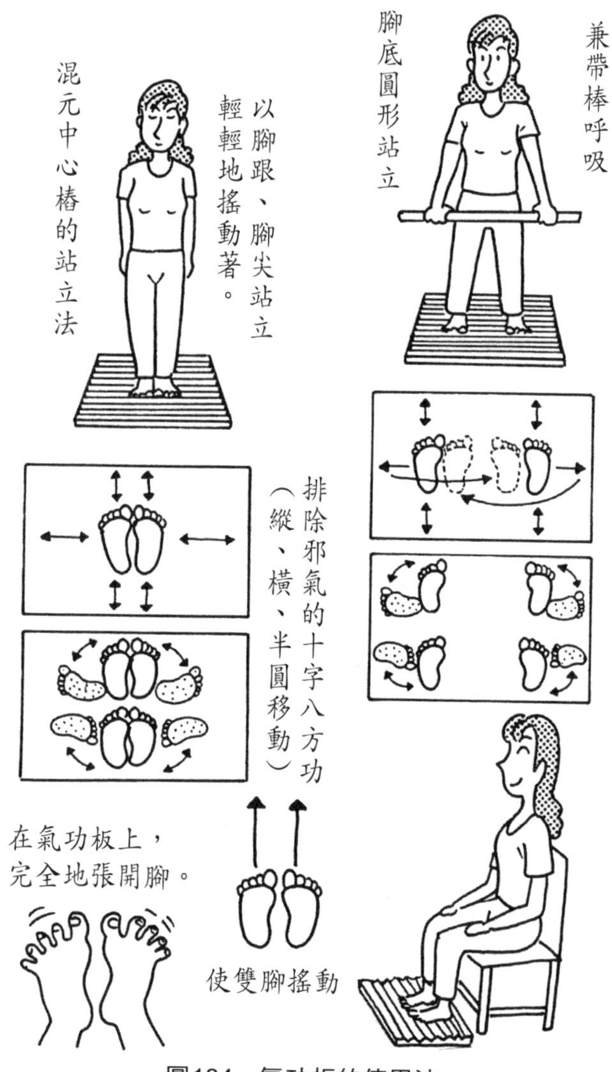

圖184　氣功板的使用法

由於棒子不彎曲、不伸展的特性，反而可在伸展身體方面發揮效果。尤其適用於肩膀僵硬、腰部酸痛的消除。

另有最簡單的方法，即藉踏步法打開湧泉。

提高勞宮氣感的原子筆氣功

這是提高手的勞宮之氣感最有效、最快速的方法。

即在兩手的勞宮間插入短木棒或身旁的原子筆等，畫個圓圈的方法。

而且，若能平行擺動，「氣」的流動會更為平順，對於鍛鍊三丹田也非常有效。

在旋轉又稱小周天的任脈和督脈之「氣」時，如特別握持棒子運動，將更易意守著氣，也可嘗試製作「氣」之球的練習。

（特色）
①不需要挑選地點
②快速地感受到氣
③容易開發勞宮或丹田

以勞宮和勞宮握住

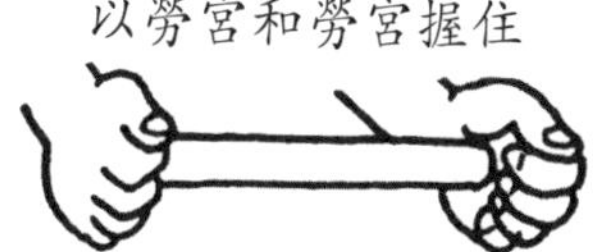

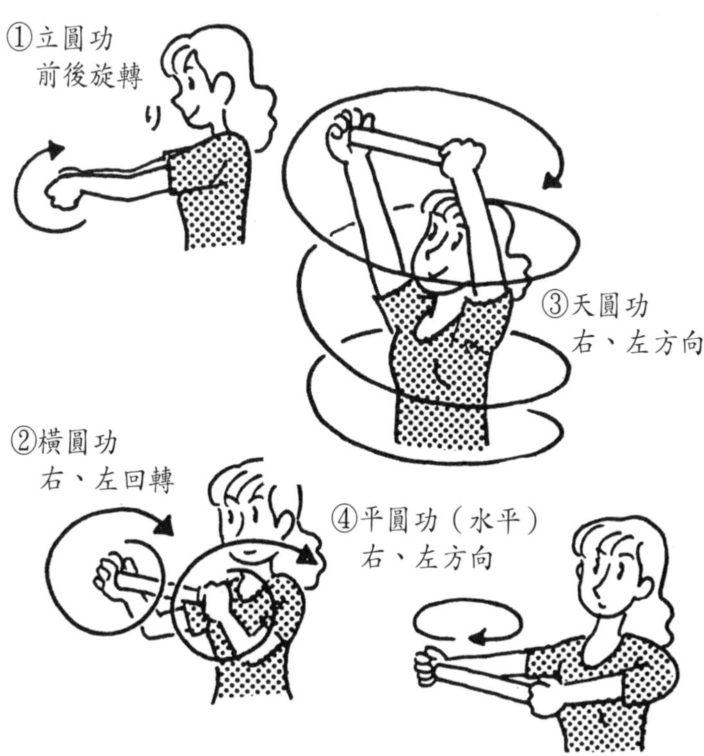

圖185　短棒氣功（原子筆氣功）

使「氣」更順暢的身體磁場迴轉磁氣治療器

為消除過度緊張或疲勞，活用地球所有的自然運行是很重要的。地球的四大自然作用即是①迴轉、②重力、③振動、④磁力。

地球可看做是一個磁鐵的塊體，是個力量年年減弱的巨大磁鐵。可是，我們人類現在卻無法在正常的流動中接受這個磁力。

鳥獸對此磁力的感應能力極強，根據某一種說法，候鳥即是跟隨此種磁力的流動從北往南、由南向北地旅行著。

我們人類以前也能感受到磁力，並接收磁力地生活著。

可是，隨著文化發展，建築物以混凝土建造，大量使用鋼筋鐵骨，以致阻斷扭曲來自地面的磁力。將鐵礦砂置於紙上，一靠近磁鐵，砂就分離，成為砂紋。

與此同樣地，在人類體中也存有易被磁力吸引的物質；類似鐵、金屬的礦物等也會因地球磁力，形成磁力環。

腦細胞等和磁力也有密切關係，僅需面對磁力方向，「氣」即可休息。睡覺時，如能朝著南北方向，腦筋不但可充分休息，過度緊張也會減輕。當然，運行氣功時，朝向南北會更具功效。

人工磁力＝迴轉磁氣治療器可說是小型地球。

在過度緊張的社會中，大自然的磁力往往遭阻撓，無法到達人體。因此，我們應靈活運用可直接接收磁力能源的健康器具。

利用迴轉磁氣治療器的氣功

①手握回轉磁氣治療器，放在距身體表面約三十公分左右的地方，觸探身體表面。

正氣場眾多處，也就是旺盛處身體會擺動；較少處，身體則會被吸引。

練習氣功，由別人輸入自療站樁功時，身體會被拉走壓制，即是此種磁力的作用。

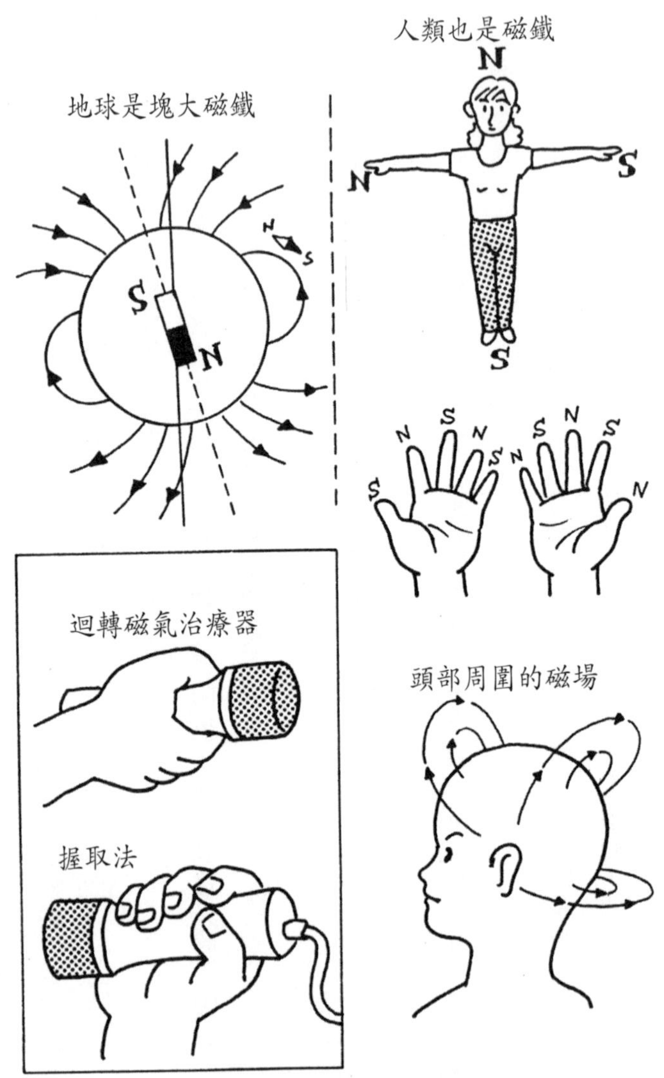

圖186　迴轉磁器治療器

②治療器距離身體表面三公分左右，朝向三丹田，補給磁力。

Ⓐ補充上丹田，神會安定。

Ⓑ補充中丹田，心會安定。

Ⓒ補充下丹田，精會安定。

③治療器距離身體表面三公分左右，朝向三關，補給磁力。

三關即指①玉枕、②夾脊、③尾閭三穴點，就是背部氣易堵塞處（圖187）。

④治療器距離身體表面三公分左右，朝向命門，補給磁力。

磁力不足，氣血流動就會不順。一補足磁力，氣血就會旺盛地流動，尤其因為迴轉磁氣的健康治療器可藉由S極和N極相互交替，促使反應體內磁力的成分更靈活，使其充分躍動。所以，氣血的流動就會被調整至剛剛好的狀態，對於腎也有極大效果。

氣功的目的是維持基本器官的心臟和腎臟的健康。心屬火，腎屬水，任一個皆可藉磁力有效地運作，當大自然的磁氣不足時，可以迴轉磁氣健康治療器補給磁氣。

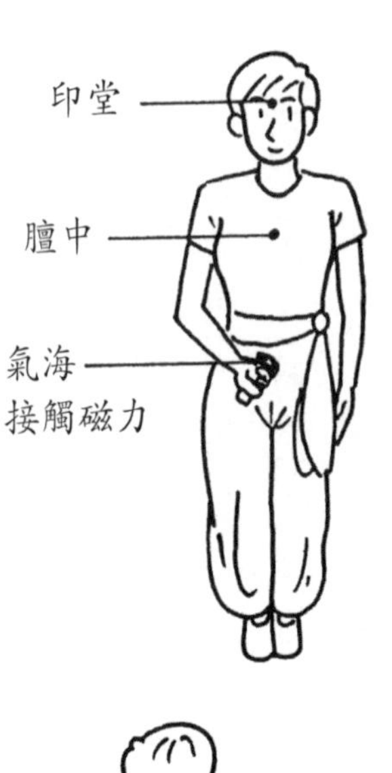

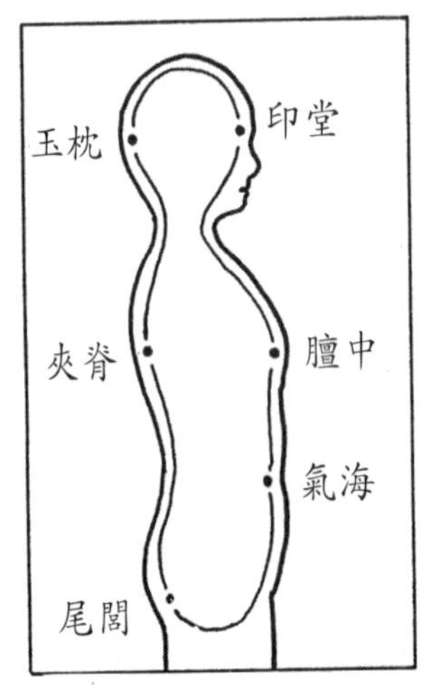

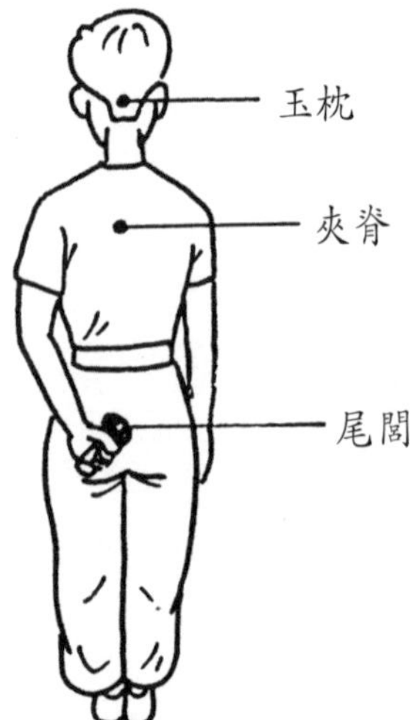

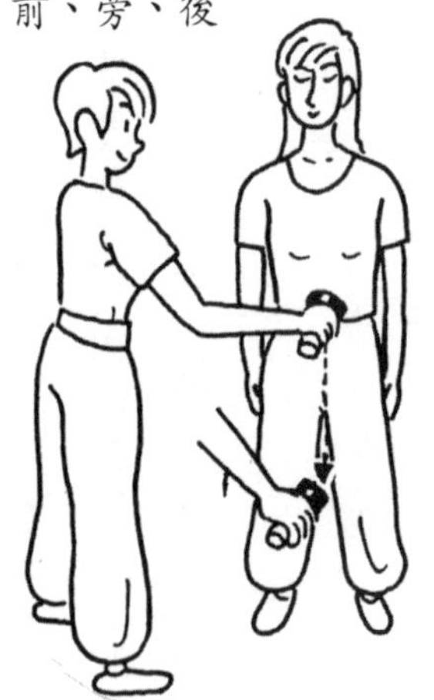

圖187

從腳底排出毒素的刷子氣功

所謂刷子氣功，即是利用以結實的天然毛所製造的刷子及特殊的石拳，沿著經脈，朝向地球或腳，排出「邪氣」的方法。

特別是因為與腎相關的排出經脈是在腳，所以第一階段，必須先以腳的湧泉為中心而進行。

腎經是排出多餘、骯髒的水分之器官，肝經則負有排出血的混濁物或來自外面毒素的任務，脾經則是放出食物毒素或體液毒素的經脈。

此三種經脈皆位於腳的內側。若能靈活運用這些排出通道，就可使「邪氣」或「邪毒」從腳趾頭或腳底流出。而且此種功法又是在每日洗澡時進行，不失為既簡便又可使精神舒暢的好方法。

洗澡時，身體會較溫熱，神經也在休息，正是完全放鬆的時候。也是消除一日疲勞，悠然自得的時刻。

利用這種時間即可進行排除邪氣的刷子氣功。刷子氣功就是摩擦功和通經功的現代應用功。對於保持健康和增強身體的防衛力，具有極大的效果。

皮膚是呼吸的地方，同時也是「氣」的出入口。

因此，有必要清除污垢及「氣」的堵塞。

為排除「邪氣」，首先須使腳和腳底靈活有勁，更進而修練排除「氣」阻塞處的氣功。洗澡時，一方面可清除皮膚表面的污垢，又可促進「氣」的循環，使髒污往下流出。

準備功

開始刷子氣功前，首先須浸在浴缸中充分舒緩溫暖全身。

在浴缸中放入艾草和橘子皮等的混合物，攪拌成特別的洗澡水，可使「氣」的循環更為流暢，並且全身流汗，達到完全的放鬆。

①飄浮在浴缸中，閉上雙眼徹底地放鬆。

②回想宇宙游泳般的感覺（不論誰都曾有過的經驗，即是浸泡在自己喜愛的

好溫泉）或在母親肚裡的感覺，完全地伸展，甚至飄浮於水中。

③最後進行放鬆功，慢慢地放鬆。

㈠通達三線

一線：頭側—耳朵—手指頭

二線：頭前—口—肚臍—腳尖

三線：頭後—脖子—命門—腳跟

㈡在水中練習上下擺動雙手。

㈢在水中練習橫向地張開雙手。

㈣雙手重疊於下丹田，收功。

道具

(1)手製刷子

此物可使「氣」的流動更順暢，而且最好使用不傷肌膚的天然馬毛的例子。（尤其，白色鬃毛的手製品更佳）。

特　色

①既可每日做，又很簡便。
②順便洗澡，更可快速地消除疲勞。
③不需特別的時間，沒有時間限制。
④直接刺激皮膚，任何人皆會感到怡然自得。
⑤促進新陳代謝，溫熱身體，流放邪氣。

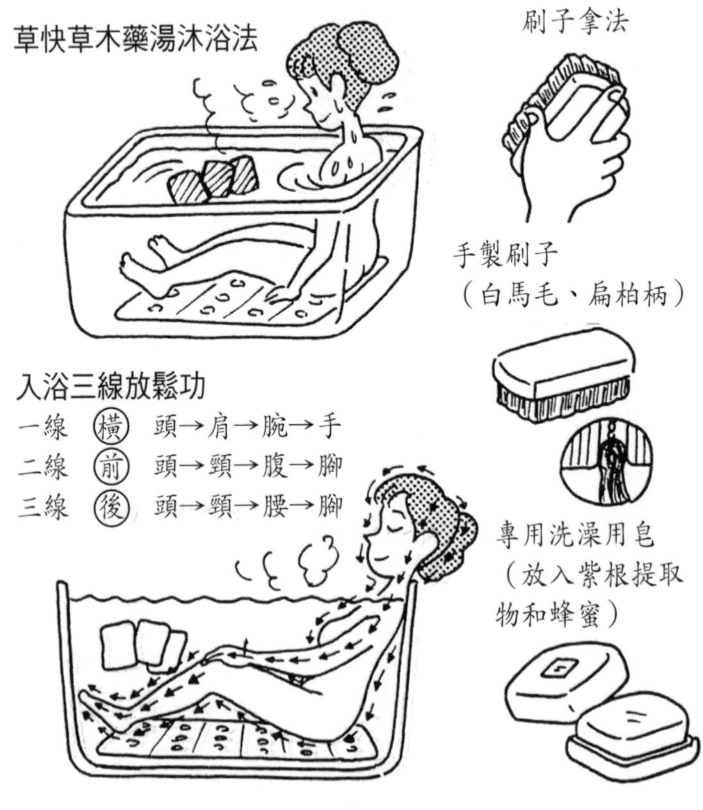

圖188　排毒刷子氣功

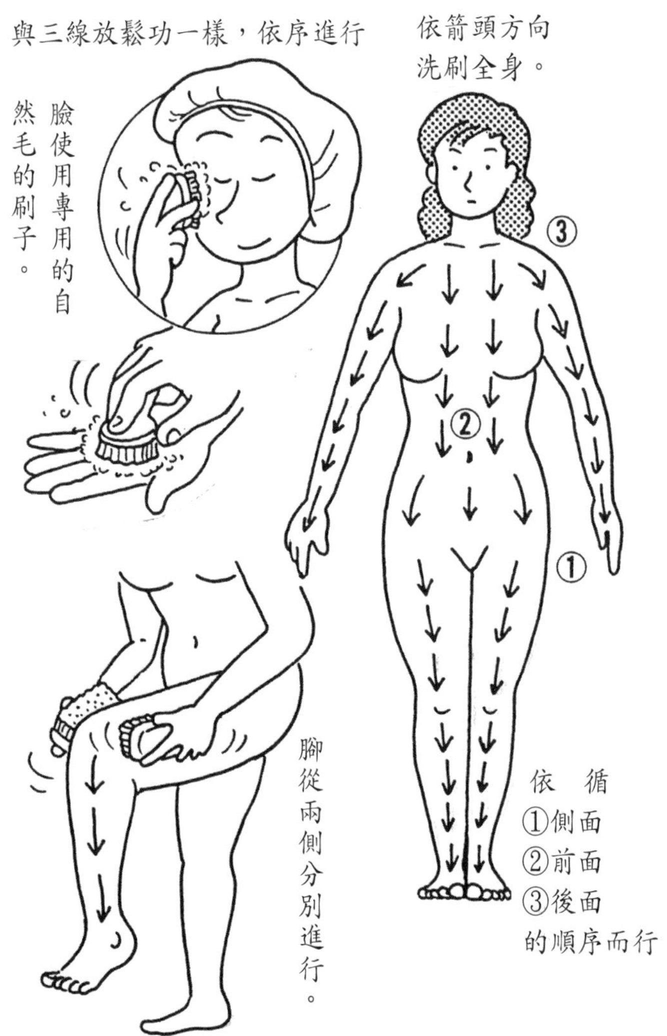
與三線放鬆功一樣，依序進行
依箭頭方向
洗刷全身。
臉使用專用的自然毛的刷子。
③
②
①
腳從兩側分別進行。
依　循
①側面
②前面
③後面
的順序而行

圖189　排氣刷子氣功

(2)專用皂

專用皂主要功能在於不傷皮膚，不過份刺激，讓皮膚獲得充分的休息、復甦，即使嬰兒也可安心使用，不過因為須以氣功法進行，故請慎選不會堵塞或傷害穴道的專用皂。在排毒氣功中，可使用排除污垢、刺激較小，混合紫根和蜂蜜的特殊專用皂。

●方　法

持有使邪氣、邪毒往下流失的意念（和洗澡水一起往下流）。

①恢復腳的湧泉之活性

由於穿著鞋子的關係，湧泉經常被妨礙導致變形。

又因體重增加、壓制之故，更難以驅除深入體內的那股「邪氣」之任務。因此，有必要打開此穴道，恢復其形狀，使其復甦。

但是要稍微用力擠壓，同時使力按住腳跟或胸關節下方的腫脹部分，逼出毒素，進而達到打開湧泉的效果。

②調整腳趾頭

穿著鞋子會增加腳趾頭的負擔。因為常久擠壓，以致趾頭扭曲，很難從趾尖排出「邪氣」。特別是小趾等被橫向扭曲傷害的情形也不在少數。

③仔細地洗淨每一根腳趾頭

並以手撥開腳趾頭，邊揉擦邊洗以調整形狀。尤其趾尖是「氣」的出入根據，更要好好地清洗。

④螺旋狀旋轉

往左迴轉是排出「邪氣」的方向，往右迴轉是補充元氣的方向。因刷子氣功是以排出「邪氣」為主，所以多半往左迴轉。

⑤好好地疏通七關節一孔

手腕、肘、肩關節、頸、股關節、膝蓋、腳踝等七關節和尾骨（一孔）是氣最容易阻塞，很難流通之處。以放鬆功放鬆後，可好好地繼續施行刷子功。其中腳踝由於穿鞋之故，容易固定，是最易引起「氣」堵塞、積聚之處，尤其要謹慎地疏通。

尾骨（一孔）負有排出身體深處的骨頭或器官「邪氣」的接地功能。完全鬆弛之後，應和腎俞、骶骨同行刷子功。

以螺旋狀進行。七節須呈環狀洗刷。

產生熱氣，使「氣」流通的乾艾布溫灸器

此物對於打開經脈九穴非常有用。早晨起床、夜晚睡覺時，也可溫暖冰冷的勞宮或湧泉，甚至過度發熱時更能發揮效果。

其他還可藉由暖和丹田提高丹田的功能。

乾艾布溫灸器，即是附有內裝特別乾艾布且使用簡便的電針灸。它並不是香菸。乾艾的效力及溫熱效果可打開穴道，使穴道間的通道暢通無阻。

配合氣功，疏通寒冷部分「氣」的流動時，也不會引起「氣」的偏頗等副作用。可輕輕地搓摩寒冷、僵硬的部分或在氣功前後溫灸器溫暖，氣血的流動更無所不利。

特　色

①簡便地疏通阻塞處。
②最適合於身體冰冷或缺乏元氣的人。
③調整著穴道或經脈細微的氣之流動。
④置身蒲團中或打坐皆可。
⑤尤其非常有助於基本九穴的流通，若在採氣站樁功中配合使用，效果加倍。

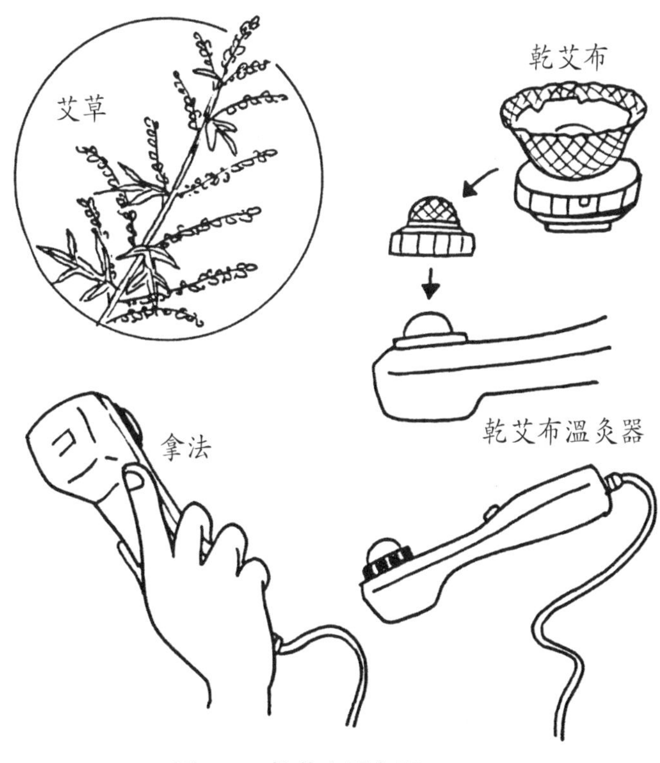

圖190　乾艾布溫灸器

①基本上可暖和存有氣的三丹田及氣難流動的三關。
②暖和可提高氣功效果的基本九穴。

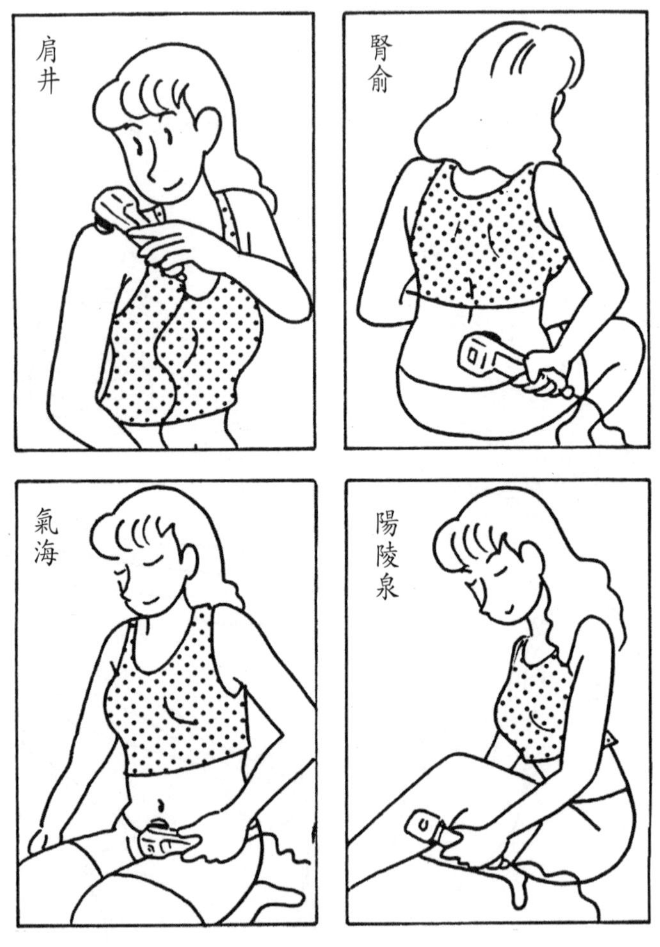

圖191　乾艾布溫灸器的使用法

提高手掌氣感的圓陶功

此為握住適合飲茶的茶杯（圓筒亦可）而運功的方法。為增加效果，可選用能保持熱度、呈赤紅的圓筒或黑色的特殊茶杯。

方法是先碰觸雙手勞宮使其溫熱，若手發冷就無氣感。勞宮是「氣」出入口的重要之門。門若一直關閉，則無論何時「邪氣」也無法侵入。不過，早晨喝茶時若溫暖勞宮，勞宮一開，「氣」跑進茶杯，茶更顯香醇。

喝茶時，加入可暖和身體的貯藏後發酵茶，然後含一點在口中，再慢慢地嚥下，茶一流經體內，胃腸之「氣」的流動也會順暢。

三個月之後，就可暖和腳的湧泉，然後是丹田。

在排毒十字地球功之合十字型的中央端著茶杯，可溝通上、中、下丹田之間的穴道。雙手十分溫熱時，隨著左右之「氣」的流動暢通，將茶杯朝向丹田，茶杯會開始產生類似赤紅外線的太陽放射。

特　色

①藉由溫暖的手，可自己進行自療療法。
②紓解發冷難通部分（勞宮、湧泉等）之氣。
③由茶杯和手掌發出之外氣會進入茶中，使得茶更香醇。

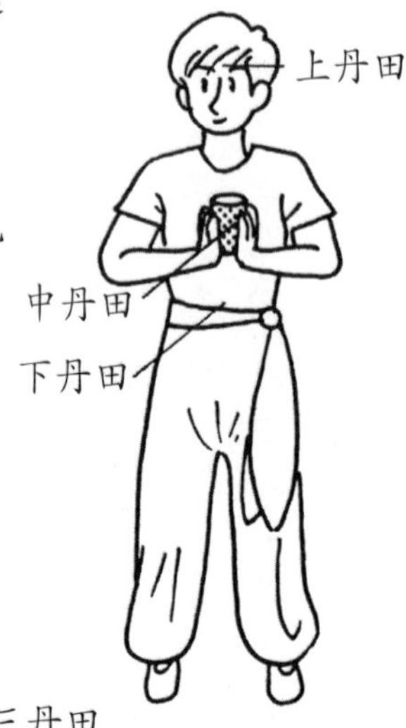

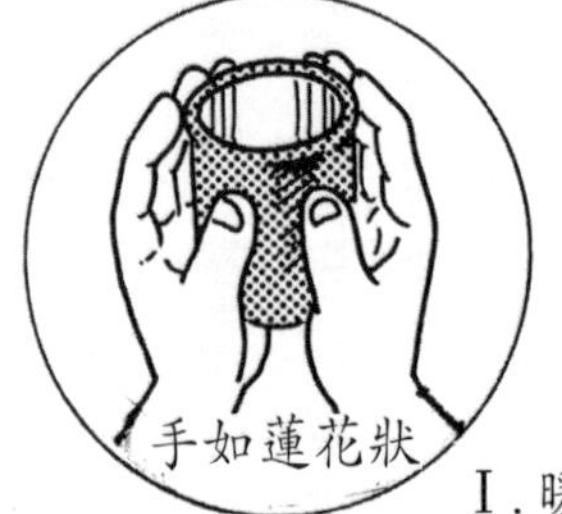

Ⅰ.暖和三丹田

Ⅱ.在三丹田之前，小幅度地往縱、橫、水平旋轉

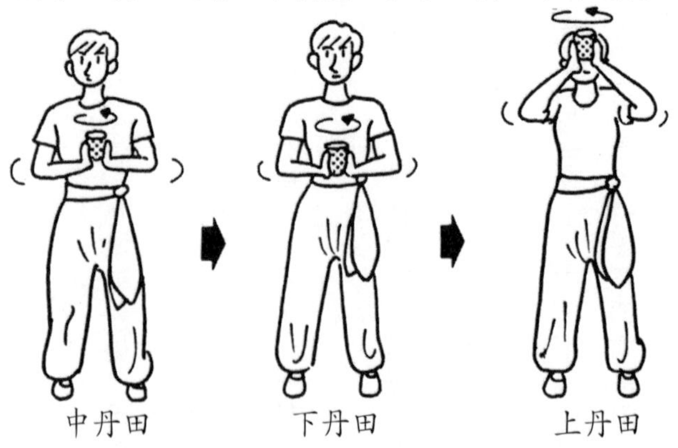

圖192　圓陶功（茶杯氣功）

實用技巧之6

第七章

三分鐘氣功健康法

特別重要的穴道和身體部位

人體中，以「氣」的流動路徑而言，有所謂的經脈，經脈上存在著許多的經穴（穴道）。除此之外，在「氣」的通道上還有重要的點。

排毒氣功即藉著這些充滿於經脈或點中流通的「氣」，達到獲取「正氣」，排出慢性疲勞及過度緊張根源的「邪氣」之目的。

【三丹田】

丹田分成上丹田、中丹田、下丹田三部分。

此三丹田是收集「氣」的所在，相當於地球上田地的部分，種植作物而後收穫。可說是人們最重要的「氣」的收集場所，也是外氣的出入地點。

三丹田所儲存的各不相同，上丹田為神，中丹田為心，下丹田為精。

【三關】

三關即指玉枕、夾脊、尾閭三穴道，位於背部，尤為「氣」容易集中之地。

放鬆三關可使「邪氣」由尾骨或腳底流出。

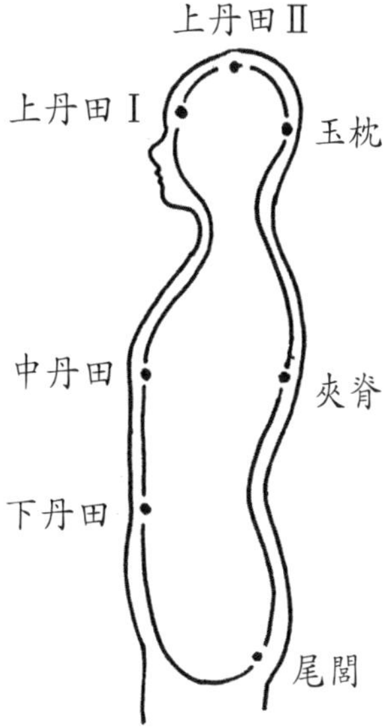

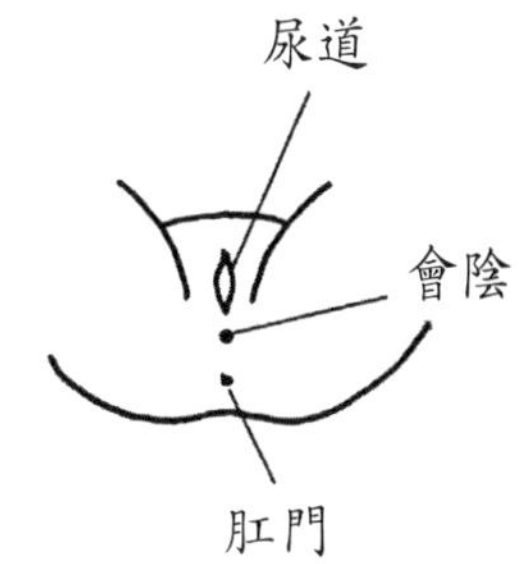

圖193　三丹田與三關

【人體的九穴】

此為「氣」容易消失，「混元之氣」容易進入，「邪氣」容易堆積，也易於排除之處。「氣」無法暢流全身或沒有元氣之人，多半是因為九穴堵塞或敞開的緣故。

眼(2)、耳(2)、鼻、口、尿道、肛門、會陰即為九穴。

九穴也是「邪氣」的污垢容易附著之處。可以自療功、按摩功練氣，消除污垢，促進排出。

【七節一孔】

此為「氣」易於阻塞，「邪氣」經常積聚，導致磁場陷入混亂之處。

手腕、肘、肩、頸、腿的根部、膝、腳踝是為七關節，尾骨則為一孔。

為得宇宙之「氣」，就須使全身不著力、徹底放鬆，而放鬆身體的首要步驟即在使七關節完全鬆弛，不使力。

在手腕上用力，則整個手肘都會充滿力量，再由肘到肩，從肩至頸逐漸地發生影響。關節的集中處即等於管子林立。

此管子即為經脈，為使經脈中「氣」的流動順暢，可經由振動或搖動等實際地活動或藉由意念使其流動。

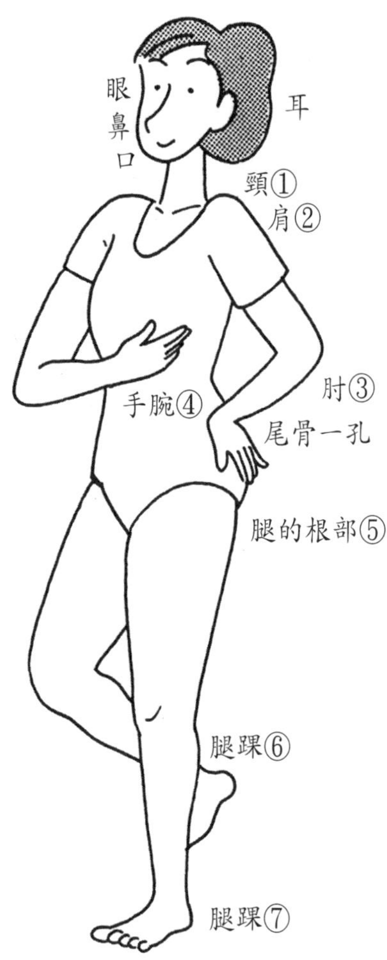

圖194　人體九穴與七節一孔

【樹木三節（經脈九穴）】

活動七處關節，可獲得地球的元氣；同時也促進九穴的靈活力，則可調整全身「氣」的流動。

九穴位在七節的邊，七節九穴整個合成一體。

將全身分成三部分，則每部分各有重要穴道。

這些穴道位於各經脈上，是吸取、疏通「氣」的點。

若將人比喻為一棵樹木，則有下列分法：

根節—軀體，中節—手腳，梢節—手指—腳趾。此稱為人體三節。

・根節上重要的穴道——肩井、環跳、氣海。

・中節上重要的穴道——曲池、陽陵泉、膻中。

・梢節上重要的穴道——勞宮、湧泉、百會（印堂）。

身體可分成幾個部分：

・從手到肩的部分——勞宮、曲池、肩井。

・從腳到股的部分——湧泉、陽陵泉、環跳。

・從頭到腹的部分——百會（印堂）、膻中、氣海。

因此三節各為不同的部位，所以在各部分的轉彎處附近很容易積聚「氣」，相對地也易於附著「邪氣」。

首先，要求得三節的平衡，使「氣」能直達末梢部分，獲取元氣活力充沛，此外九節也需柔軟放鬆，使氣血環繞全身，更要經常調和三節，不可使其阻塞不通。如要使三節活動自如，則可傚效蛇或蠶的動作，而且全身振動，完全放鬆。

三節是經脈和經脈的交會點，各有不同功用。

假若做為橋樑的九穴部分不暢通，七節就很難運作。

因其任何部分皆屬根的部分（體幹）是較難活動之處。

排毒十字地球功可打開、關閉九穴，不過絕不可長時間敞開或關閉，也不能沾染生鏽，尤八像勞宮這種最易有氣感之處。

修練排毒十字地球功，從第一次開始，大多數的人就能在手的勞宮部位感受到氣。大半的動作也常以意識到勞宮來進行。混元樁最初也是將勞宮視為身體的旁線，以觸摸風市的中指，邊感受「氣」邊進行。

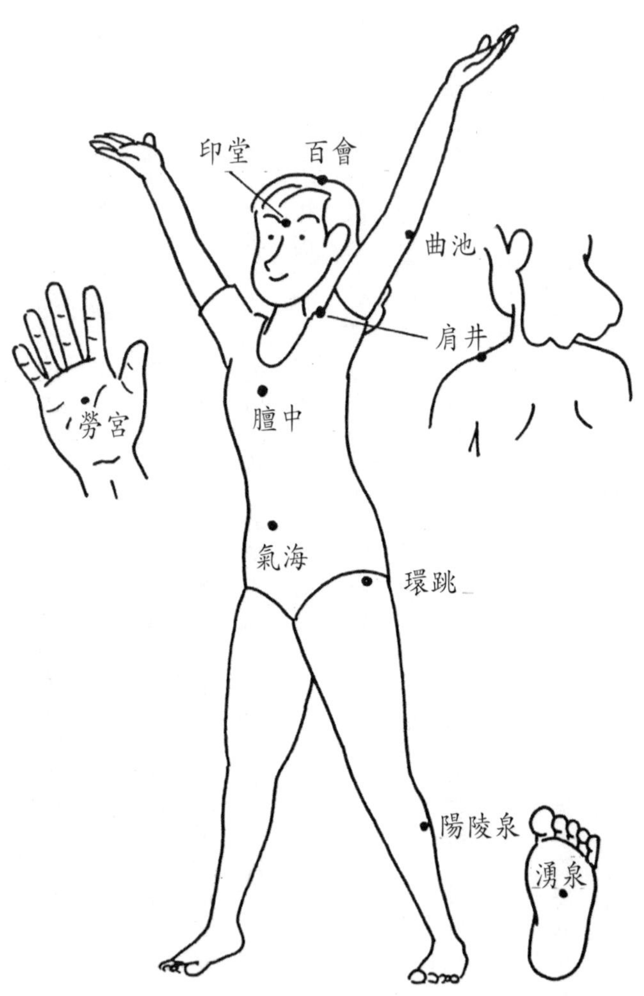

圖195　經脈九穴

肩井是從手引進勞宮之「氣」的根源。

環跳則是從腳的湧泉引進「氣」的根源。

這些和末梢部分有非常密切的關係，為進入五臟六腑的關口。

肩膀僵硬是在肩井部位發生疼痛、變硬。腰部痠痛則是由於環跳或大腿部的疼痛及氣的阻塞所引起的。

肩井、環跳的堵塞會對湧泉或勞宮產生影響。

以樹木三節而言，假若能活用穴道、經絡、經脈都會因此穴的活動力，使身體到手、腳皆能順暢，而且連繫身體內、外。

手握赤紅茶杯進行的圓陶功或者乾艾布溫灸器，皆能溫熱打開穴道，促進氣血的流通。

【百會】

百會為外氣的入口，是極為重要的部位。

而且是「先天之氣」進入頭部的地方，也是嬰兒時期，任何人皆呈敞開狀的頭蓋骨之穴道。一如其名，百會為「陽氣」最集中之地，可與宇宙交流。

附帶一提，稱讚小孩子時，不要只是摸摸頭直說：「好！好！」其實若想摸頭，也該摸右半部，如欲使自己完全放鬆，則撫摸左半部。

【印堂】

印堂也稱上丹田，功用是可看見「氣」。

在印度，印堂也被視為第三隻眼（心眼），因此在此點上各種黑痣，滲入墨水、後印堂發出之「氣」對人有很大的影響。例如：因痛苦扭曲而皺紋緊縮的眉間，連別人看了也甚覺難過。印堂附近疼痛即指其中的上丹田疲倦，此處也是過度緊張或其他毛病易入侵之處。

從事辦公工作或與影像相關的工作時，眼睛容易疲倦，而最易受刺激感到疲倦的地方就是此第三隻眼——印堂＝腦。一般而言，人和人面對面談話時，眼睛最容易酸痛，頭也會跟著沈重，同樣地印堂也會隨著眼睛感到疲勞。難以看見「氣」之時，就必須敞開印堂。

【喉（口）】

喉嚨是空氣的入口，更具有吸入混元之「氣」，再由上丹田傳至下丹田的重要功能，此處另有甲狀腺，與荷爾蒙的分泌有密切關係。

而且還能反應出腎的情形，腎臟虛弱，就會喉嚨發炎、疼痛，然後咳嗽，空氣中的「邪氣」也易附著。

【舌】

欲使「氣」由上流至下時，須打開屬於口的穴道，但是「氣」很容易在此被切斷。因此，舌頭就負起了連接「氣」的橋樑功能。

在我們所能取得的東西中，最好的水被稱為是金津玉液之水，但有積存在口中的唾液則和泉水或湧出之水一樣，都是含有「氣」的唾液。即是修練氣功時，充滿口中的乾淨唾液。

此種唾液一般的情況下並不會出現。以寶石為喻，就和鑽石、黃金相同，並不是尋找就能馬上發現，是很貴重、價值高的，而且非常具有藥效的水。

口中的水通常都會因唾沫或食物的殘渣、茶等種種原因而被弄髒。極為嚴重時，會由於痰或鼻水的混雜或細菌等，成為污濁「氣」的切斷處。

將舌尖輕輕抵上牙齦，使成橋樑狀，「氣」就會較為流通，頭腦也可放鬆，不久，就會滲出充滿「氣」的湧出之水。和大自然中湧出的水一樣，口中湧出的水會流向脾胃，且充滿「氣」地進入丹田。

【會陰】

會陰又稱下丹田，是個重要部位。

可製造精力，是控制女性生殖活動的大本營。相對於百會是「陽氣」的集中處，會陰則是人體裡最重要的「陰氣」集中處，可與尾閭一起去除「陰的邪氣」。

【腎俞】

腎俞位於身體背面，腎臟內部，又稱後丹田。

腎臟是「先天之氣」的根本，支配著出生即附有的元氣。

腎臟屬於水的器官，可處理「邪氣」，特別是具備排出水毒的功能。

【命門】

命門正好位於肚臍的內側，一如其名，是與命相關的「氣」之間，也是「氣」容易堵塞處。

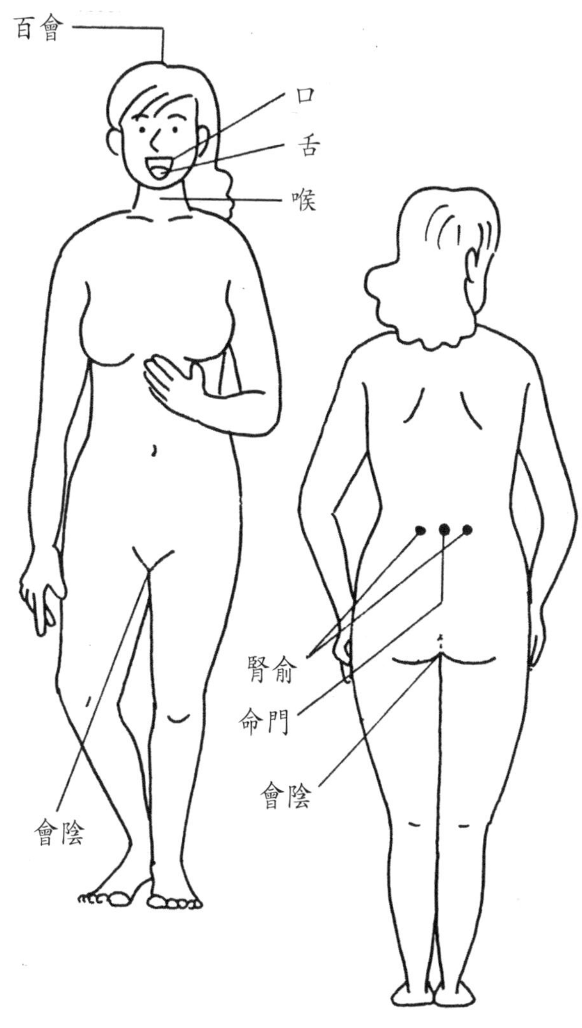

圖196

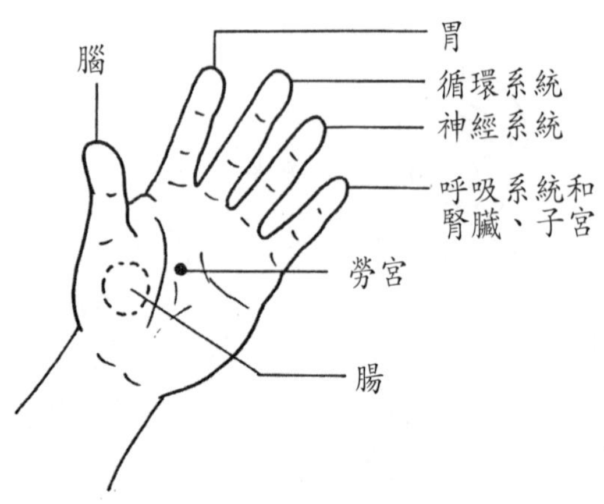

圖197　手掌與全身機能的關係

命門和肚臍（臍中）在嬰兒時期皆是肚臍的開端，是使「先天之氣」或身體中心之「氣」上下內外流動的重要部位。逆腹式呼吸即是命門重於丹田的呼吸法。

【手掌】

手掌是「氣」的出入地方，也是最先感受地球之「氣」的所在。

以手做過氣感的訓練之後，即能產生腳底的氣感，也可從腳底進出「氣」。

因為手經常活動，而且也無任何束縛或掩蓋，故以空手行之，更能敏銳地感覺到「氣」。尤其是地氣或岩石等「氣」更易感受到。相反地，腳則因有鞋子的束縛和體重的壓力，比起手需要花費更多的時間才能獲得氣感。

一開始可先訓練位在手掌上的勞宮穴道。

排毒十字地球功之中，重要的功法裡有所謂的五字木林樁，是最容易產生腳氣感之法，不過手需呈X字交叉型。如要感受「地之氣」，則可從大字樁功開始好好地抖動腳，再以地字樁放下手，手掌即有氣感。

只要一感受到宇宙的「氣」，即使沒有意識到手的變化，僅僅一直站立著，「氣」也會從穴道出入，可謂以一己之力和宇宙交流，排出「邪氣」，獲得健康。僅藉由站立，即可獲得「混元氣」，也可得太陽的陽氣、地球的陰氣。

【腳底】

排毒十字地球功極為重視位於腳底的湧泉。因為這是最接近地球的位置，也是體內的「邪氣」或毒素最後的出口。

萬物皆是由上落至下。此為重力之故，重力深處存有數個磁場，腳底即深受磁場方向的影響。

因為站立時，腳底經常被壓住，所以湧泉常是封閉或歪曲狀態。每個人都會

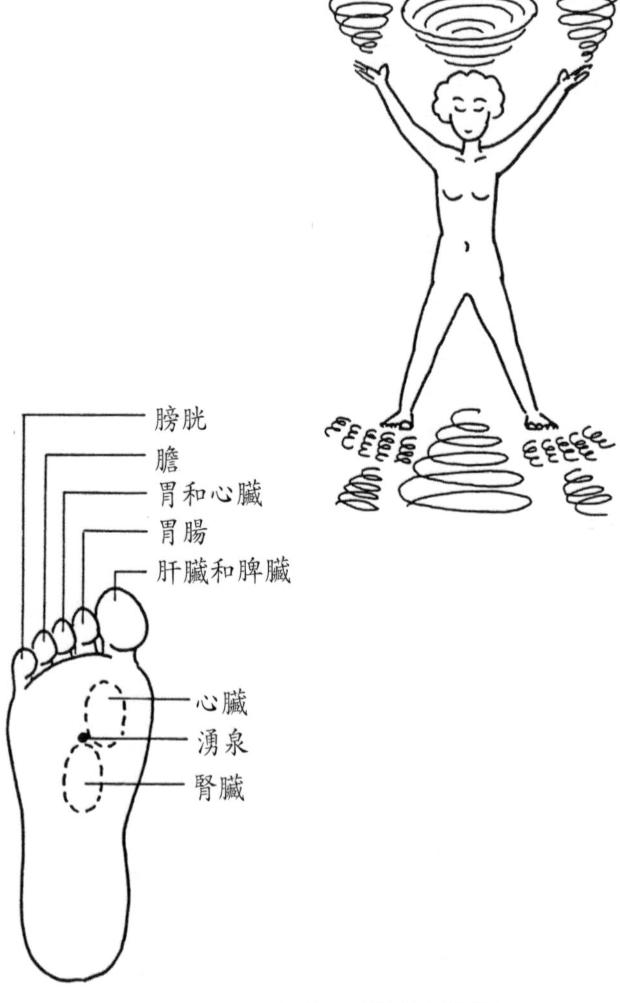

圖198　腳底與全身機能的關係

有這樣的經驗：脫掉鞋子，漫步於草坪或沙灘上，頓覺神清氣爽；或者下班回家，馬上脫下褲襪或鞋子，踏在地板上，清涼透底，也是十分愉快！

像這些都是因腳的疲倦減輕，而且指尖或湧泉的壓迫也減少，所以可從腳底除去全身的「邪氣」。因此如欲去除「邪氣」，就必須儘可能地解放腳底。

基本姿勢①（眼）——輕輕閉上眼睛進行

修煉氣功時，須輕輕閉上眼睛進行。

即使要張開眼睛進行，也不可完全地張開，而是稍微睜開，且不將眼睛的焦點置於實際的事物，做到完全放鬆，才會有效果。剛開始或可張開半眼，但須慢慢地閉上眼睛。只要一睜開屬於眼睛的穴道，就會由此漏出「氣」，導致「氣」發散。

雖是閉上眼睛，卻連極小的內部動作都能得知，也能真切地感受到「氣」。更進一步，可達到宇宙之「氣」和自己本身之「氣」的交流。

因為沒有分心注意外面的景色或舉動，故能感覺到本身的「氣」及腦部活動，甚至連遙遠的宇宙之「氣」也能感覺到。

基本姿勢②（腳）——有併攏和張開兩種姿勢

排毒十字地球功的特色之一，即是身體如一根柱子般地立著，使「氣」直通腳底，去除「邪氣」的混元樁。這是較不為人所熟知卻彌足珍貴的方法。

主要步驟是雙腳緊緊併攏地站立，猶似一根柱子，此為連接天和地的中心支柱（又稱心柱）。

這種姿勢既易接收「天之氣」，也可下接「地之氣」，而且在雙腳部分靠緊雙腳，尾骨即成由頭至腳底連續的S字中心點，再藉由自然地鬆弛，即「氣」不會中斷，是種獨特形式。

即使要張開雙腳，膝蓋也要放鬆，不使力地站立著、張開雙腳放鬆膝蓋，即能適度地活動尾骨。

是使腳和尾骨互相呈反方向活動，恰似時鐘鐘擺的轉動。

放鬆骨盤、活動尾骨即是放鬆背骨，可使七節徹底地鬆弛緩和，更能消除腦的緊張，彷彿飄浮在宇宙中，如此身心皆能獲得休息。

基本姿勢③（尾骨）——排除邪氣要點

鬆弛腳踝和膝蓋，藉由搖動可使「邪氣」從尾骨＝尾閭往下流散。

尾骨（尾閭）是內臟、背骨（自律神經）及頭（腦）是S字連接的背骨大通道最下面的所在，相當於動物的尾巴部分。

動物的尾巴和人的手腳具有相同的功能；尾巴的翹起、放下及擺動不但能表現感情，更具有使「邪氣」往下流的接地。

雖然根據現代醫學，尾骨已逐漸退化成不需要的骨，實際上，因為尾骨有點彎曲，以致疼痛頻生、肩膀僵硬、腰痛的人仍為數不少。

僅僅是些微的尾骨毛病就足以影響一生，重要性自不在話下。

尾骨可使難以從腳部流出的身體深處之「邪氣」流到地上，因此部位雖小，影響力卻頗為深遠。

靠緊雙腳站立或張開雙腳放鬆膝蓋，鬆弛緩和尾骨，好好地活動旋轉，此為排除邪氣的第二要點。

一般準備及心理準備

【服裝】

避免穿著緊束或會使身體著涼的衣服，最好選擇能放鬆的服裝。

拿下眼鏡、手錶、項鍊、身環、戒指、皮帶等，襪子也不用穿。不過，若腳會發冷，則可穿著綿襪。

【地點】

公園或庭院等安靜空氣清新的地點較為理想，最好能有土、石、山、木等。

【時間】

選擇外氣不受污染、寧靜的時間帶，還得配合身體狀況。例如：適合胃的時間在早晨七點、肺則是在清晨四點等。

【輔助用具】

氣功板、橢圓棒、短棒、迴轉磁氣治療器、溫灸器、赤紅茶杯、赤紅發熱器。

【其他】

吃飯前後三十分鐘內不要進行，大小便之後則可。避免在房事前後及喝酒後，禁止吸菸，少喝酒等。

三分鐘氣功健康法實際演練

一發生慢性疲勞或過度緊張，就必須即刻消除。即使沒有類似情況，也應該經常保持「氣」的順暢。

A— 三分鐘邪氣排毒功

每一種平均重複三分鐘，而後結合①、②、③進行三分鐘。

①三分鐘（行氣三線功）

一邊搖動一邊使過度緊張、疲勞流到地上回歸於天。

②三分鐘（排氣三線功）

聚集「邪氣」送還上天，將天之好「氣」吸入丹田。

③三分鐘（展翔放鬆功）

納入地之好「氣」，將邪氣流放地上。

※剛開始的三個月，①、②、③和A—二、A—三任一個都可嘗試進行。

④五字邪氣排出功

使「氣」上下左右流通，吸入天地混元之「氣」，放出邪氣。

※三個月之後，若覺得疲勞，可在進行①、②、③任一個做為準備功之後，再進行④。

⑤天地人養氣功

（1）由天得「氣」，排出「邪氣」到地上。（2）從地面吸取「氣」，放出「邪氣」歸於天。（3）納入天地的好「氣」，培養丹田之「氣」。

※在六個月到一年之間，可將①、②、③任一個視為準備功修煉之後，再繼續行⑤。

A—二　二人進行的邪氣排毒功

A—三　手持棒子進行的邪氣排毒功（天人三軸呼吸法、天地人三軸呼吸法）

B　邪氣排除養生功

準備功（A—的①、②、③）之後，進行以下任一個。（十二分鐘）

①（大字）木林樁　使天、地、混元之「氣」上下左右流通。

②（五字）木林樁　使天之「氣」和混元之「氣」通達地面。

③外（天字）木林樁　將丹田之「氣」送還於天。

④內（天字）木林樁　將天之「氣」納入丹田。

C　**十二分鐘十字地球功**——本功（木林功、先龍功）

準備功之後，進行排除邪氣、增進健康的本功，然後收功。（十二分鐘至二十分鐘）

D　**抱球站樁功、五臟邪氣排除摩擦功**（三分鐘到三十分鐘）

準備功之後，接著是抱球站樁功，在六個月到一年之間進行五臟邪氣排除摩擦功。

補助功　氣功板、橢圓棒、迴轉磁氣治療器、圓陶功、原子筆（短棒）氣功。

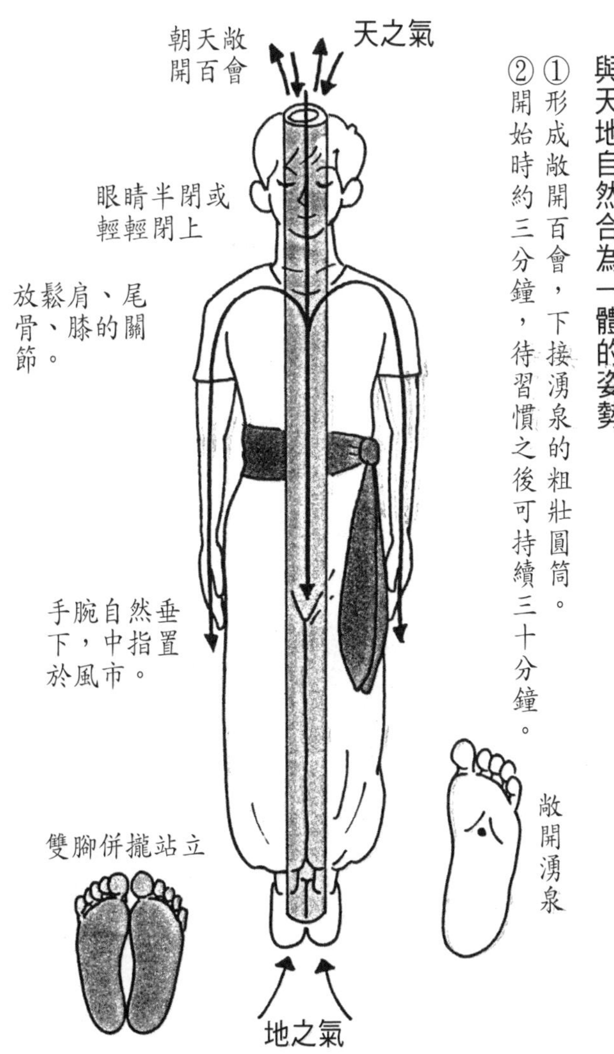
朝天敞
開百會
天之氣
與天地自然合為一體的姿勢
①形成敞開百會，下接湧泉的粗壯圓筒。
②開始時約三分鐘，待習慣之後可持續三十分鐘。
眼睛半閉或
輕輕閉上
放鬆肩、尾
骨、膝的關
節。
手腕自然垂
下，中指置
於風市。
雙腳併攏站立
敞
開
湧
泉
地之氣

圖199　混元中心樁

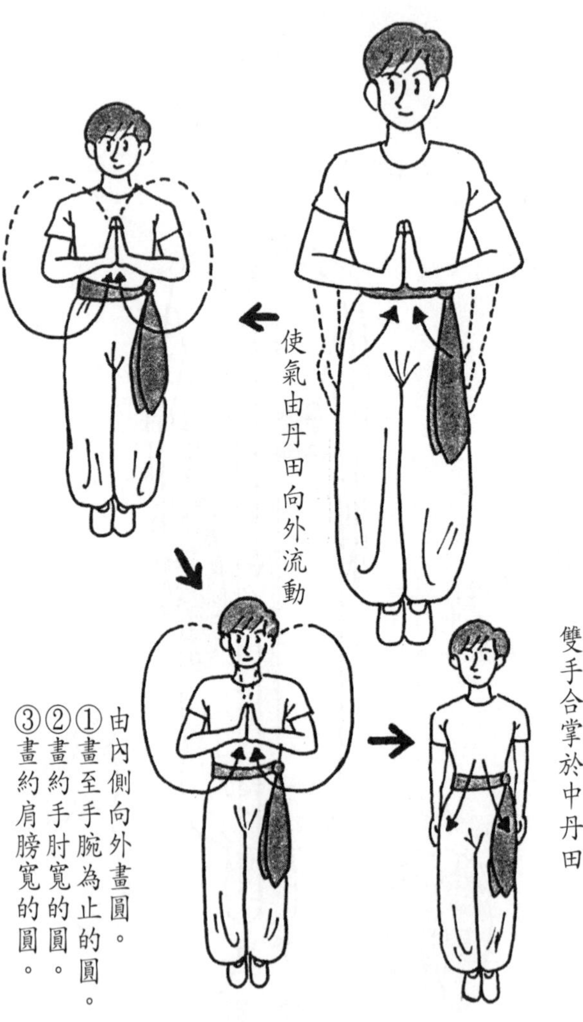

圖200　準備功、天氣合掌功（內功）

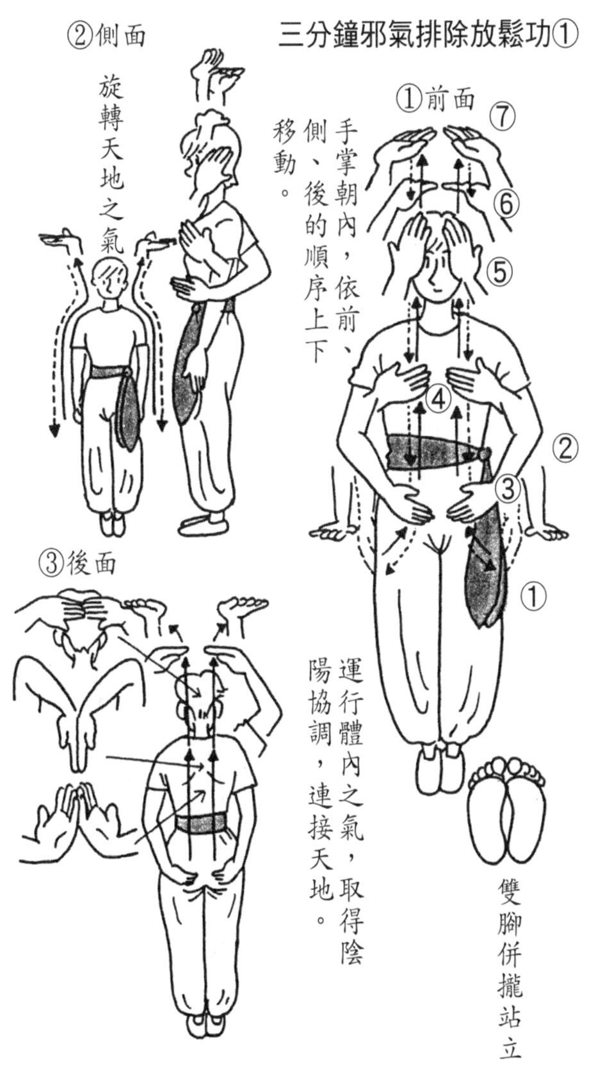
三分鐘邪氣排除放鬆功①
②側面
旋轉天地之氣
①前面
手掌朝內，依前、側、後的順序上下移動。
⑦
⑥
⑤
④
②
③
①
③後面
運行體內之氣，取得陰陽協調，連接天地。
雙腳併攏站立

圖201　行氣三線功

三分鐘邪氣排除放鬆功②

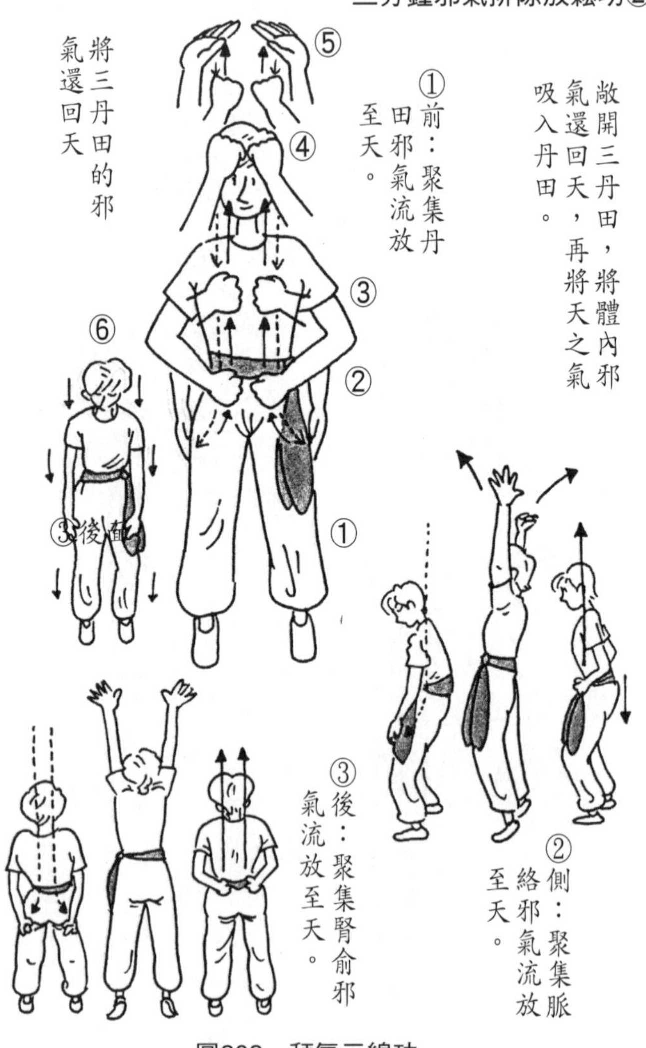

將三丹田的邪氣還回天
⑤
④
①前：聚集丹田邪氣流放至天。
敞開三丹田，將體內邪氣還回天，再將天之氣吸入丹田。
③
⑥
②
③後面
①
③後：聚集腎俞邪氣流放至天。
②側：聚集脈絡邪氣流放至天。

圖202　拜氣三線功

三分鐘邪氣排除放鬆功③

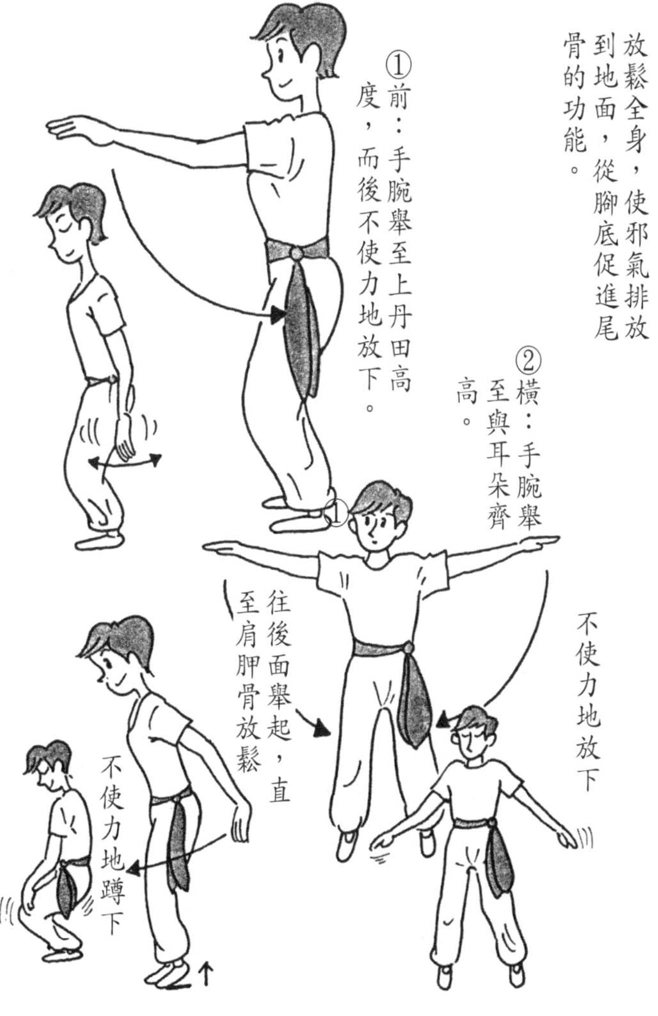

圖203　展翔放鬆功

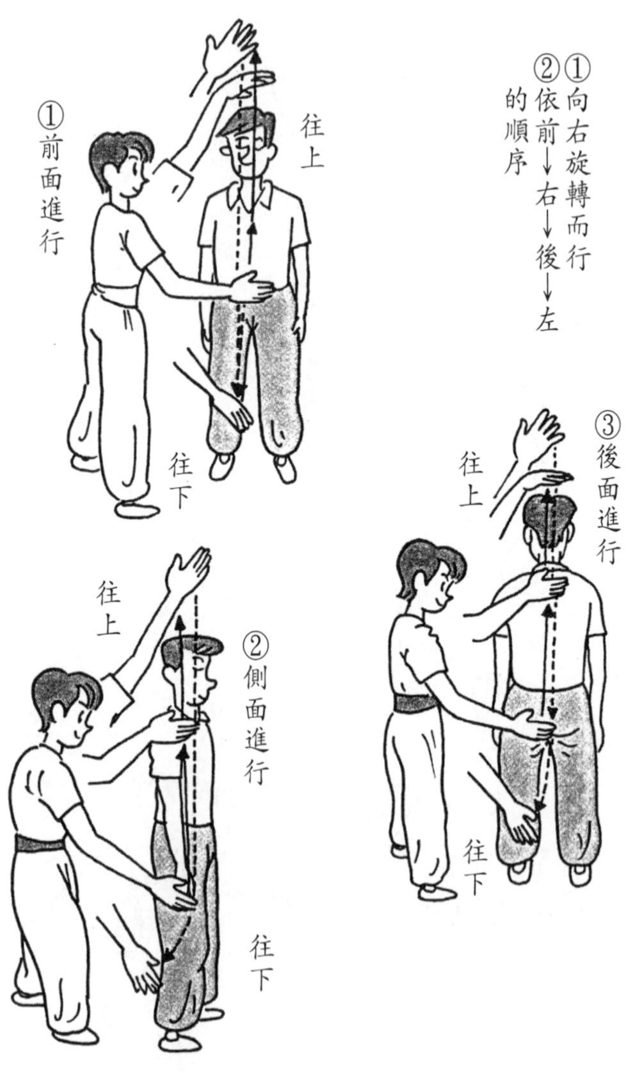

圖204　單手相對行氣三線功

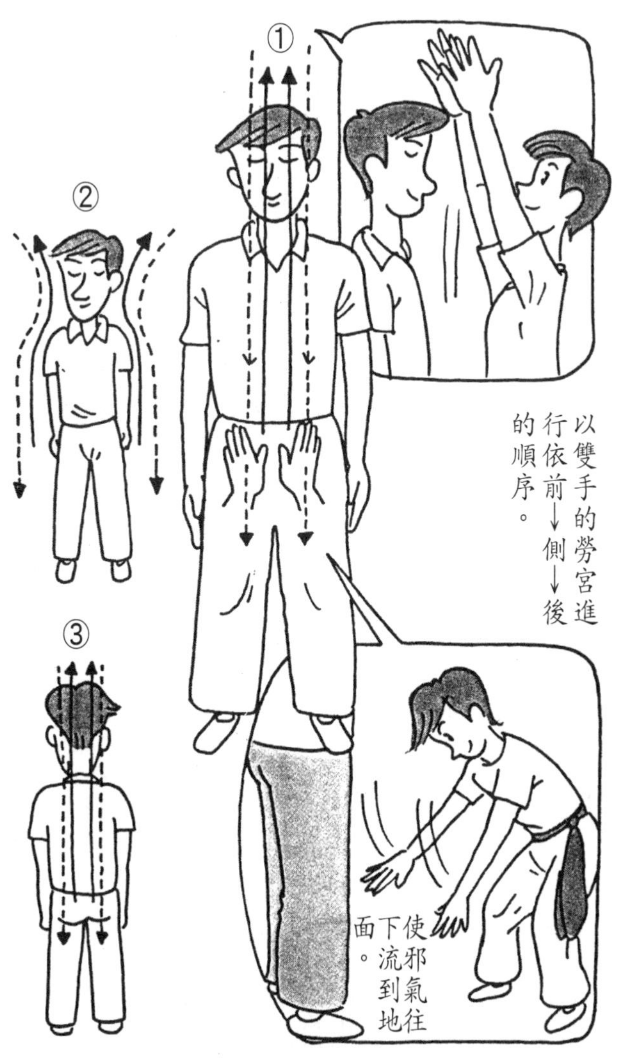

①
②
③
以雙手的勞宮進行依前↓側↓後的順序。
使邪氣往下流到地面。

圖205　雙手相對行氣三線功

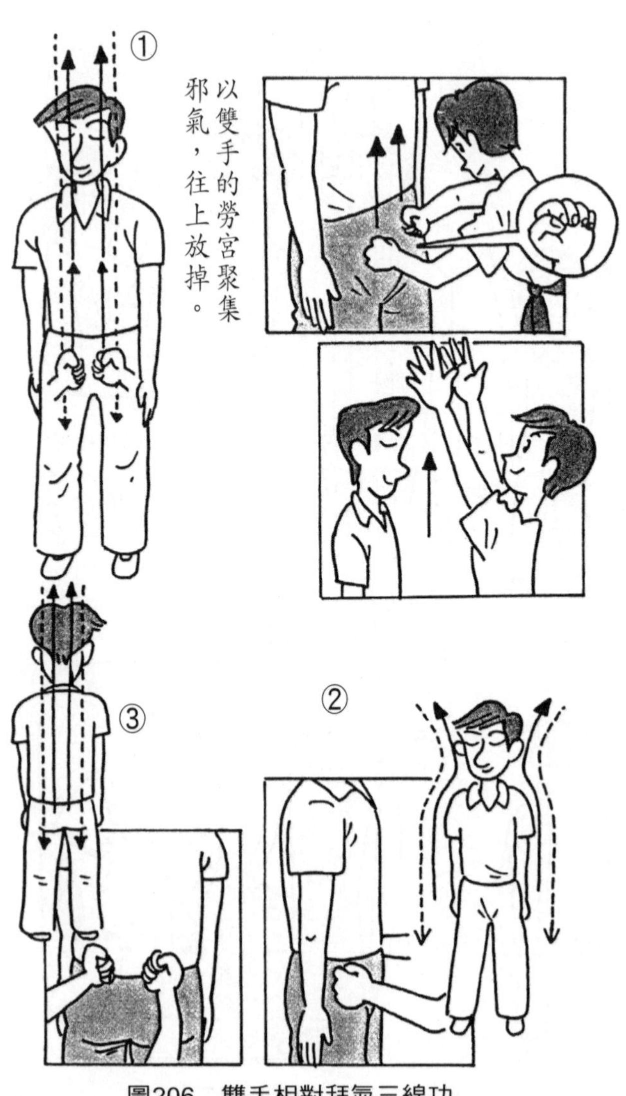

①
以雙手的勞宮聚集邪氣，往上放掉。
③
②

圖206　雙手相對拜氣三線功

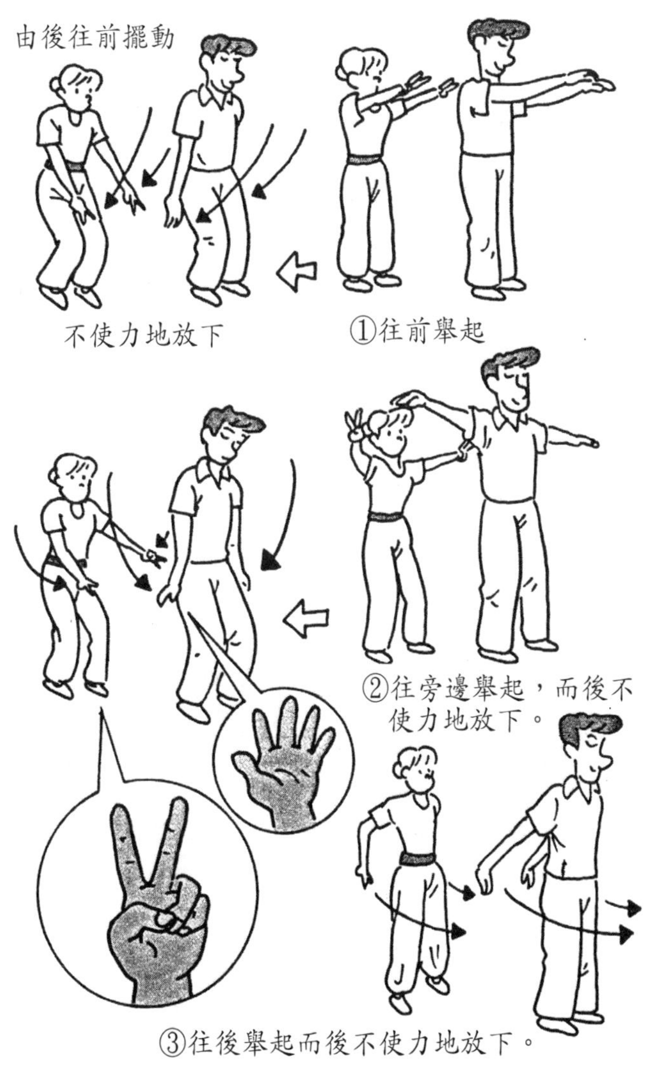

圖207　雙手相對展翔放鬆功

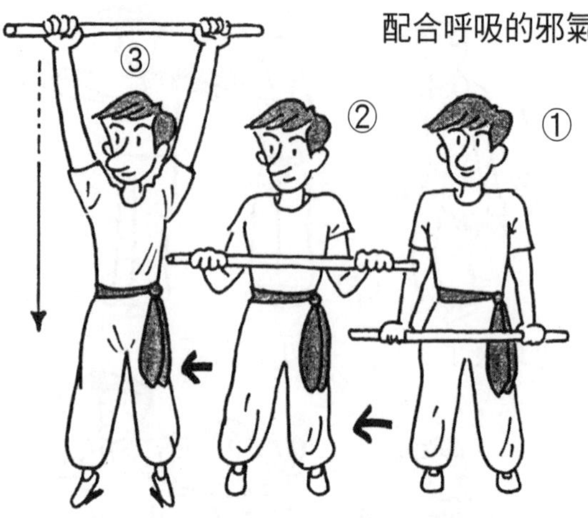

邊舉棒向上邊吸氣，再邊放下邊吐氣。

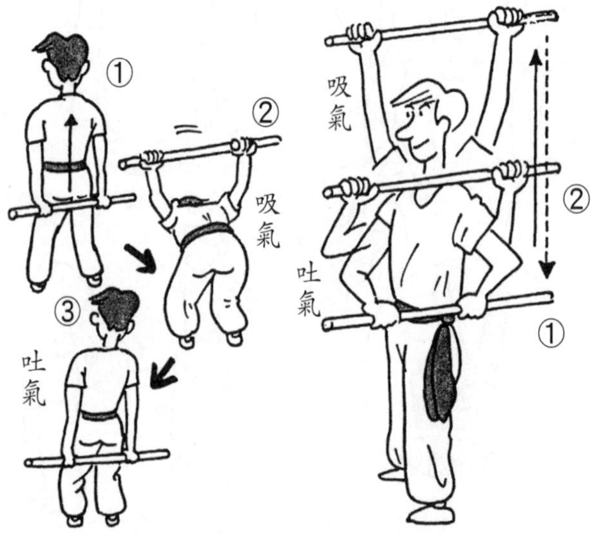

圖208　使用橢圓棒的天人三軸呼吸法

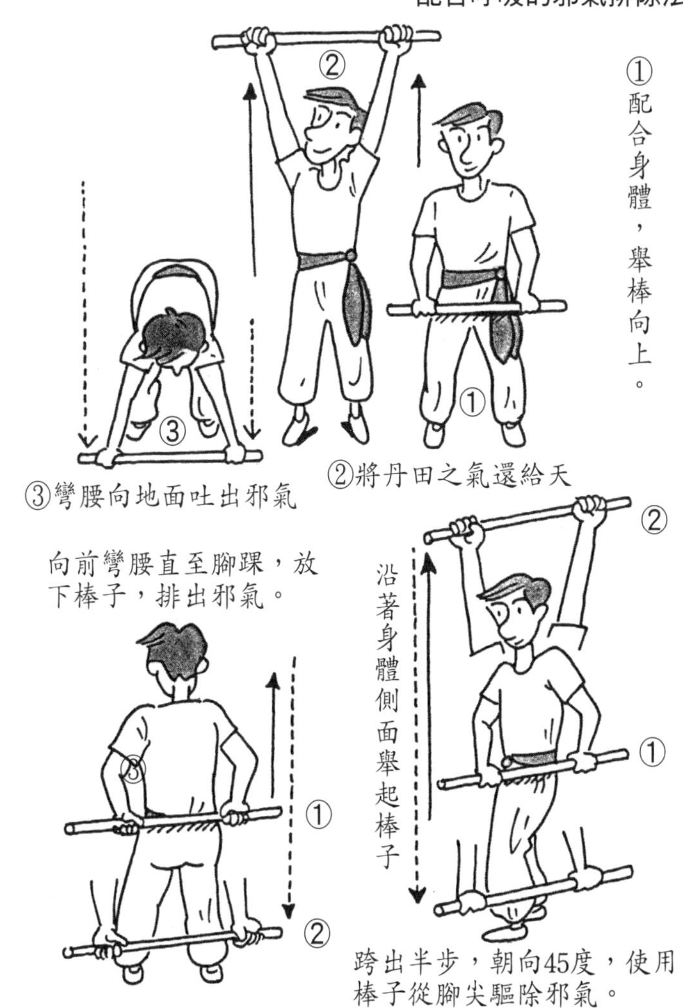

圖209　使用橢圓棒的天地人三軸呼吸法

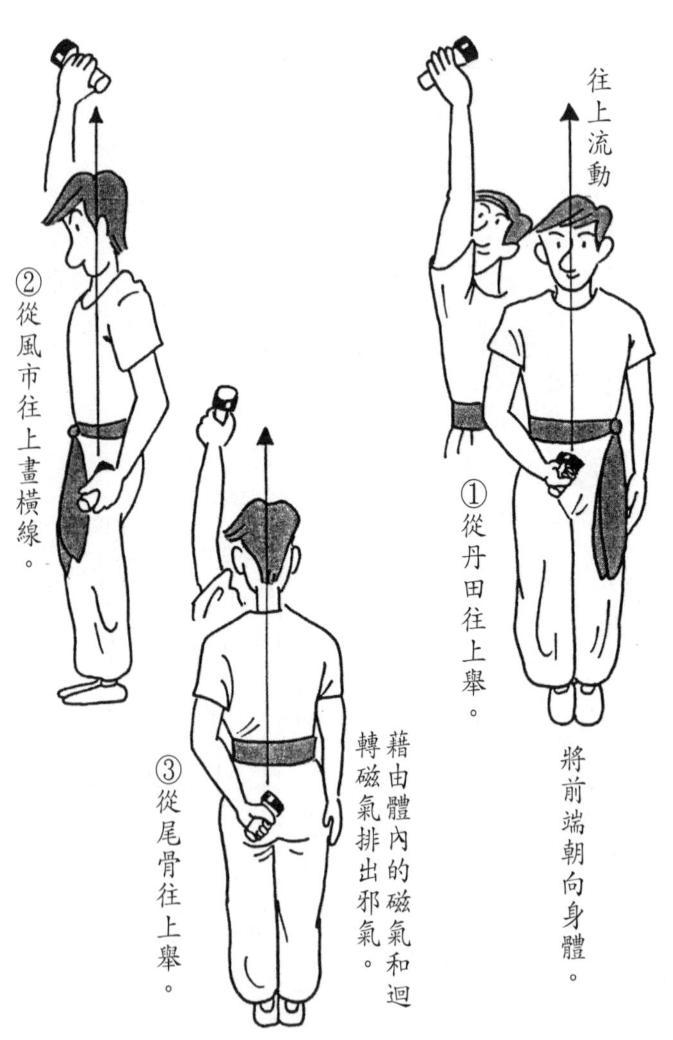

往上流動
①從丹田往上舉。
將前端朝向身體。
②從風市往上畫橫線。
③從尾骨往上舉。
藉由體內的磁氣和迴轉磁氣排出邪氣。

圖210　使用迴轉磁氣的單手行氣三線法

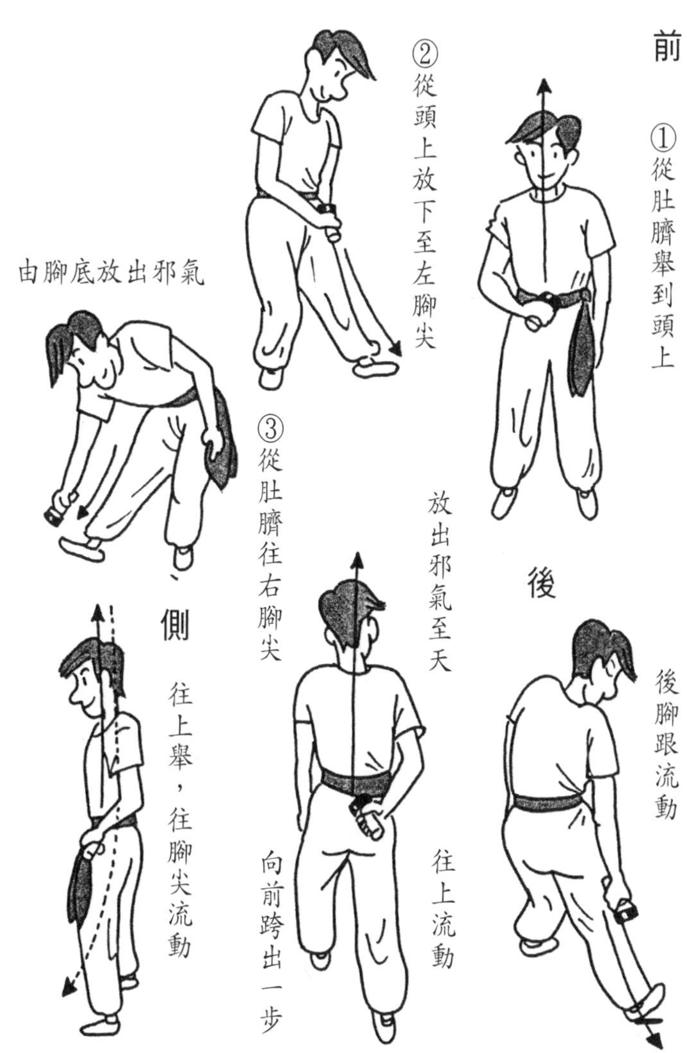

圖211　使用迴轉磁氣的單手行氣三線法

洗龍摩擦功〔Ⅰ〕

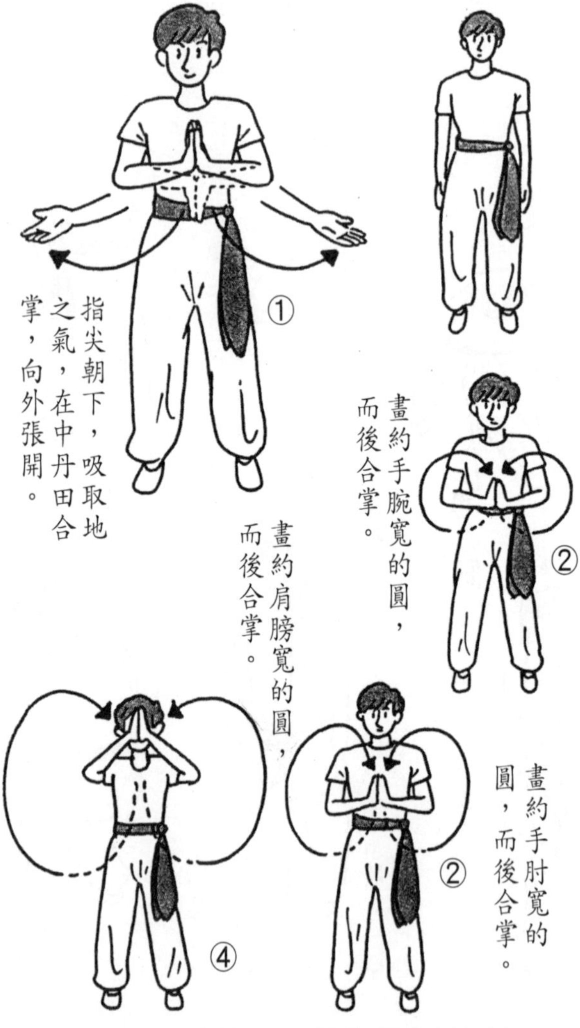

①

指尖朝下，吸取地之氣，在中丹田合掌，向外張開。

②

畫約手腕寬的圓，而後合掌。

畫約肩膀寬的圓，而後合掌。

②

畫約手肘寬的圓，而後合掌。

④

圖212　準備功、地氣合掌功（外功）

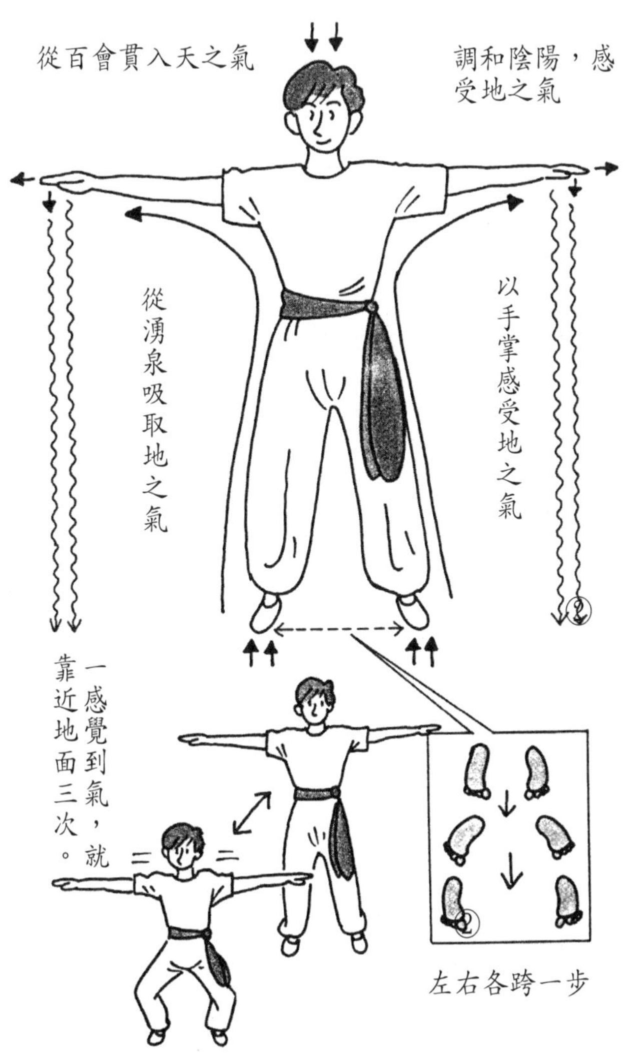
從百會貫入天之氣
調和陰陽，感受地之氣
從湧泉吸取地之氣
以手掌感受地之氣
一感覺到氣，就靠近地面三次。
左右各跨一步

圖213　大字木林樁

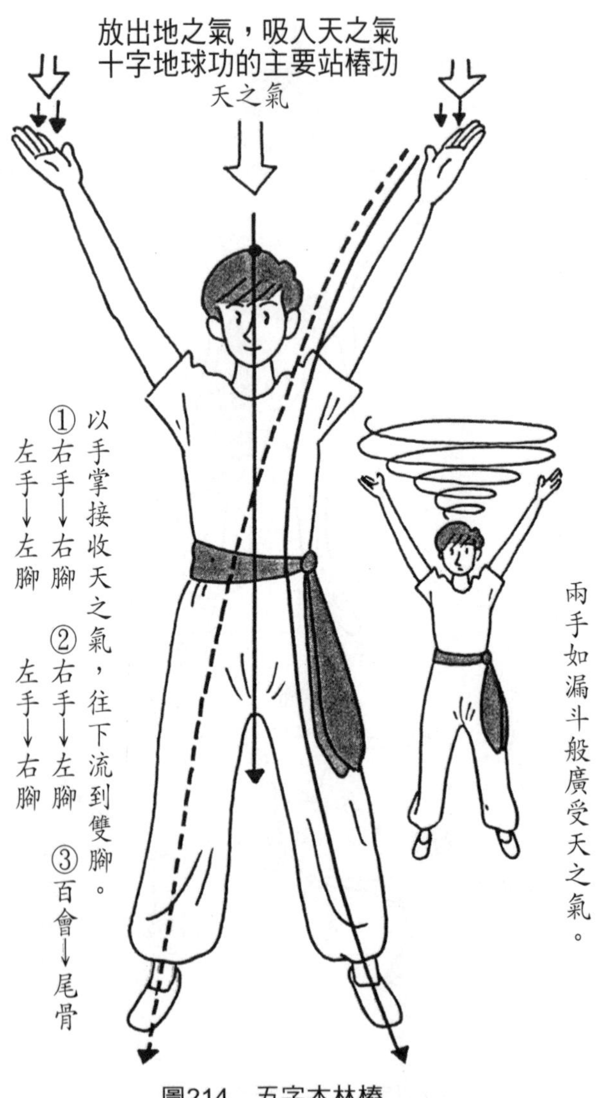
放出地之氣，吸入天之氣
十字地球功的主要站樁功
天之氣
以手掌接收天之氣，往下流到雙腳。
①右手↓右腳
左手↓左腳
②右手↓左腳
左手↓右腳
③百會↓尾骨
兩手如漏斗般廣受天之氣。

圖214　五字木林樁

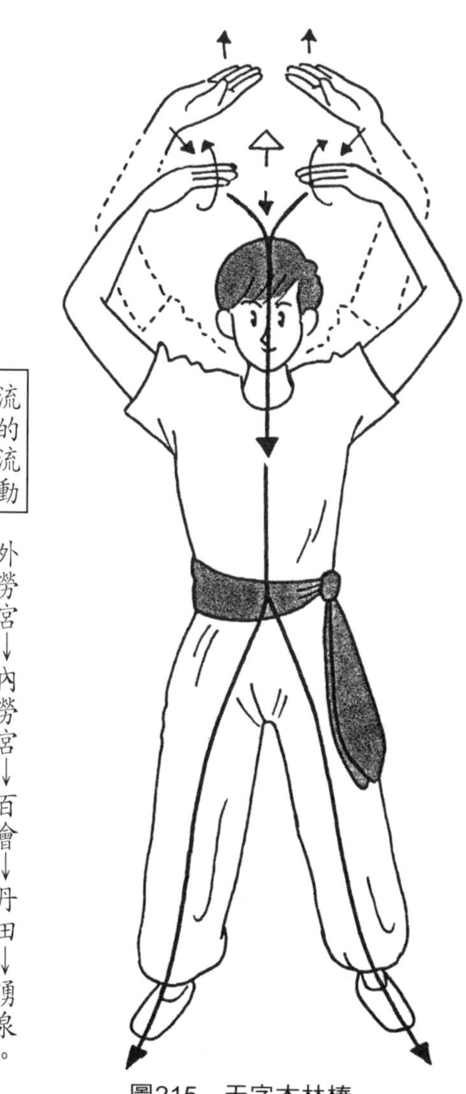

①手掌罩住百會，吸入天之氣。
②手掌朝天排出邪氣。
流的流動
外勞宮↓內勞宮↓百會↓丹田↓湧泉。

圖215　天字木林樁

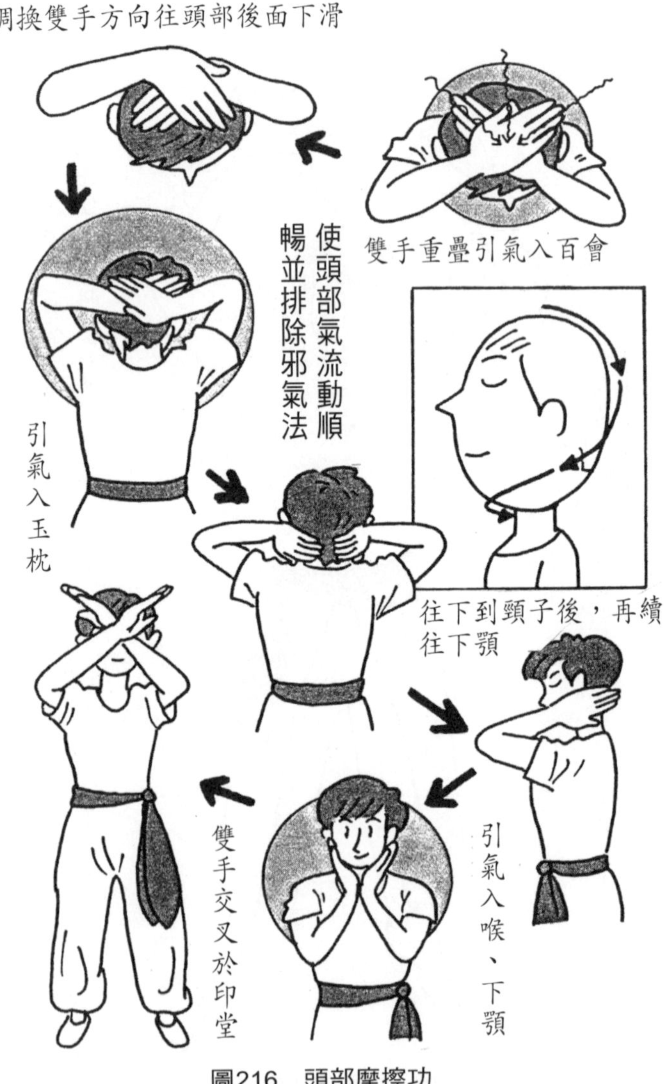
調換雙手方向往頭部後面下滑
雙手重疊引氣入百會
使頭部氣流動順暢並排除邪氣法
引氣入玉枕
往下到頸子後，再續往下顎
引氣入喉、下顎
雙手交叉於印堂

圖216　頭部摩擦功

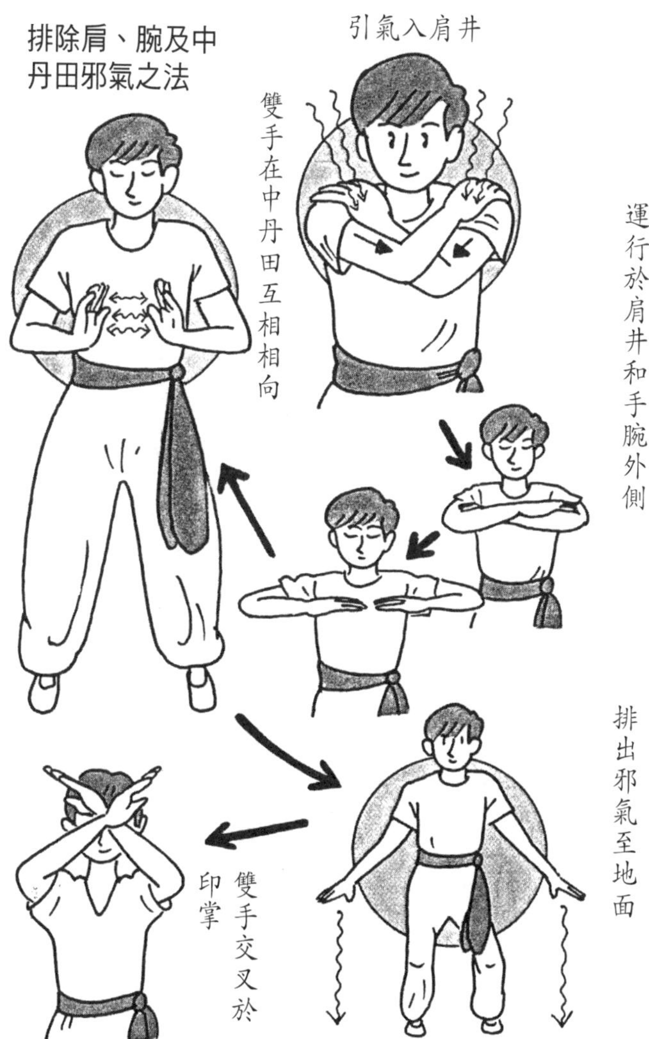
排除肩、腕及中
丹田邪氣之法
引氣入肩井
雙手在中丹田互相相向
運行於肩井和手腕外側
排出邪氣至地面
雙手交叉於
印掌

圖217　肩腕摩擦功

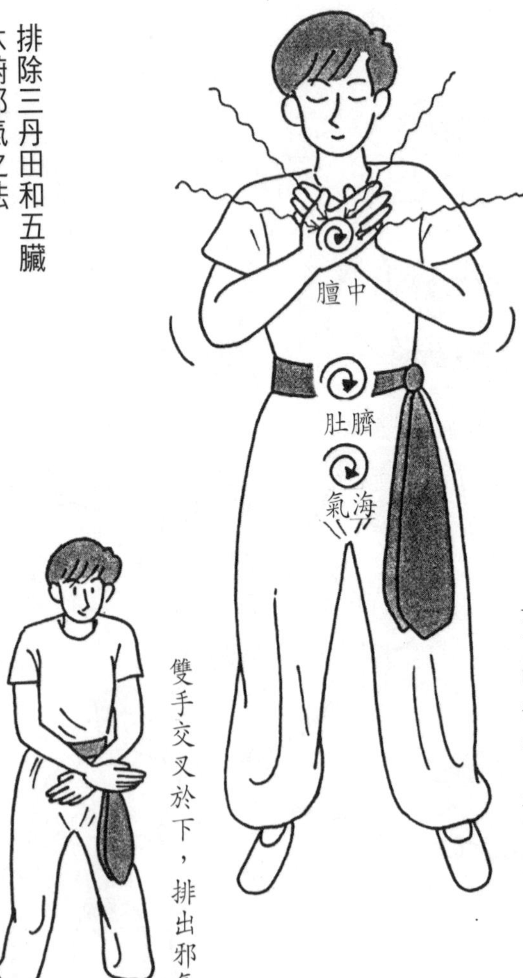

圖218　胸腹摩擦功

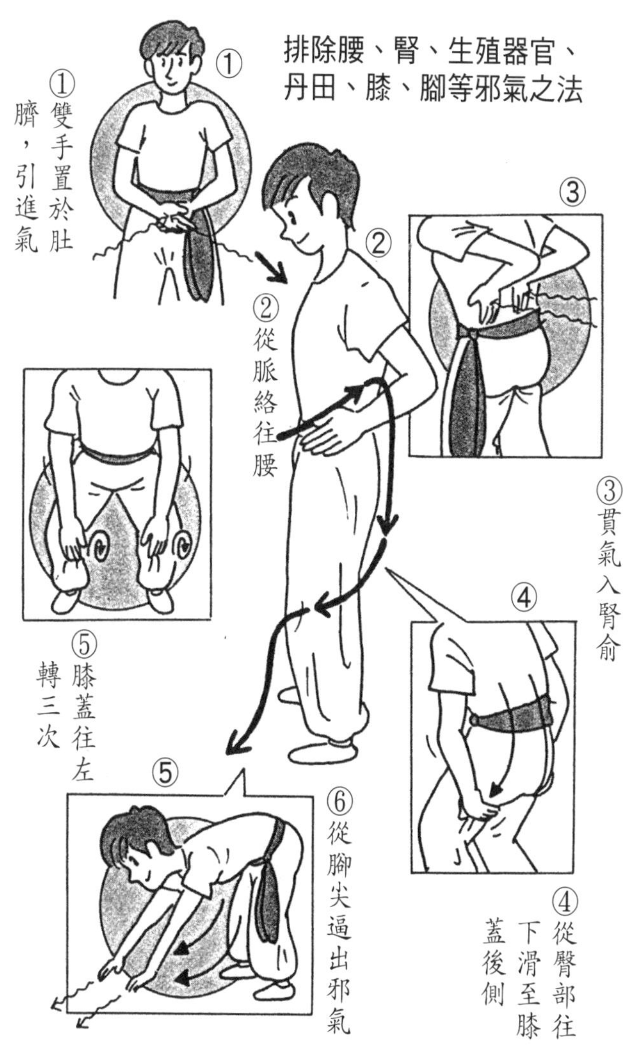

圖219　腳腰、下腹摩擦功

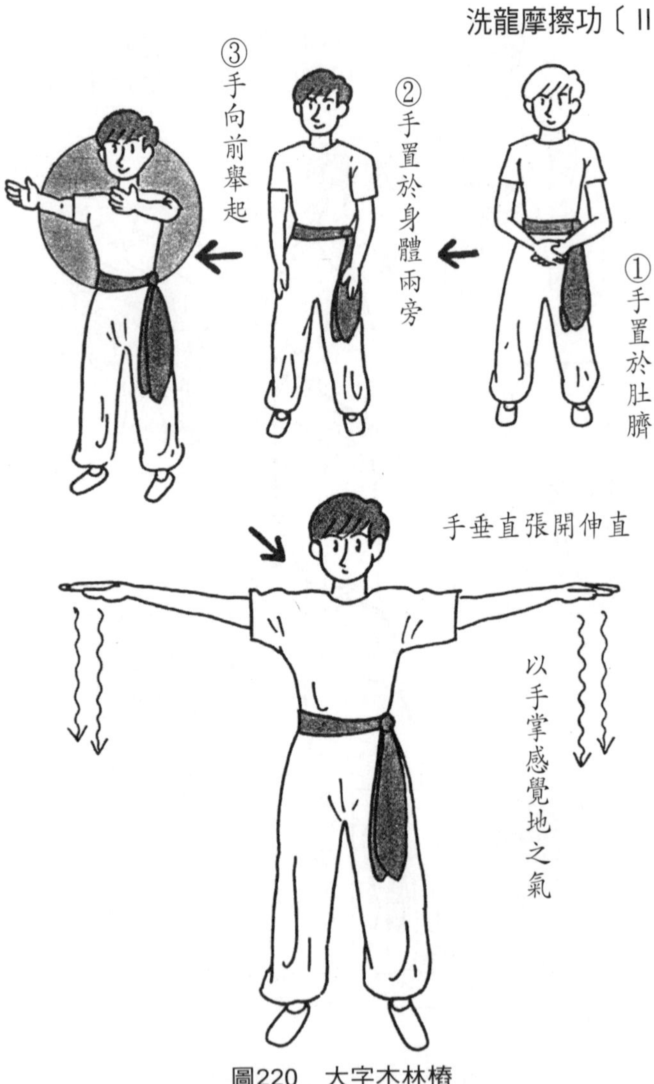

圖220　大字木林樁

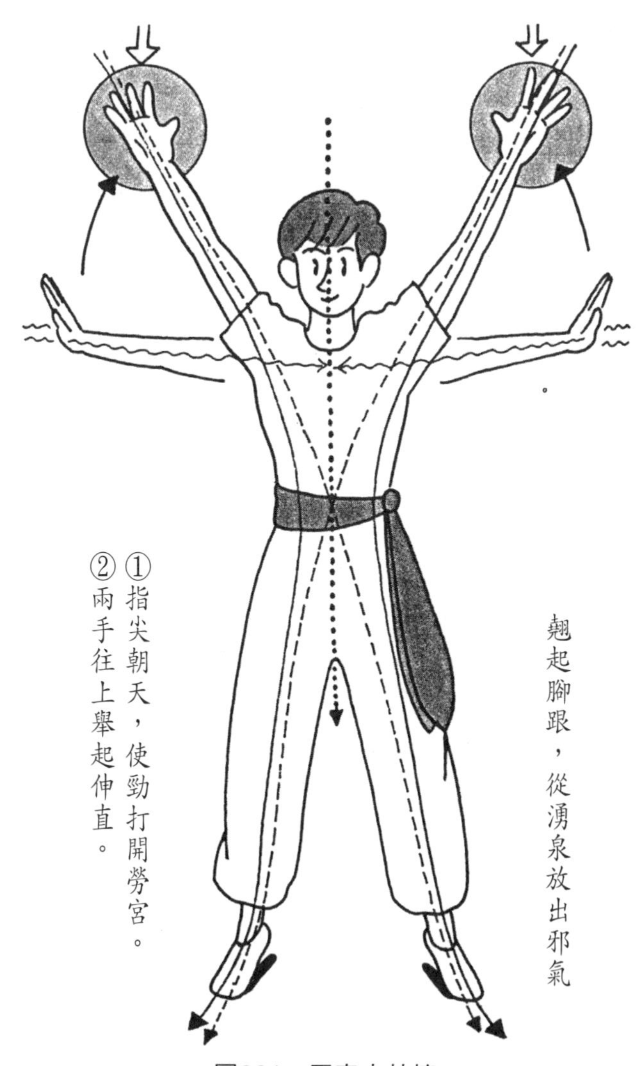

①指尖朝天，使勁打開勞宮。
②兩手往上舉起伸直。
翹起腳跟，從湧泉放出邪氣。

圖221　五字木林樁

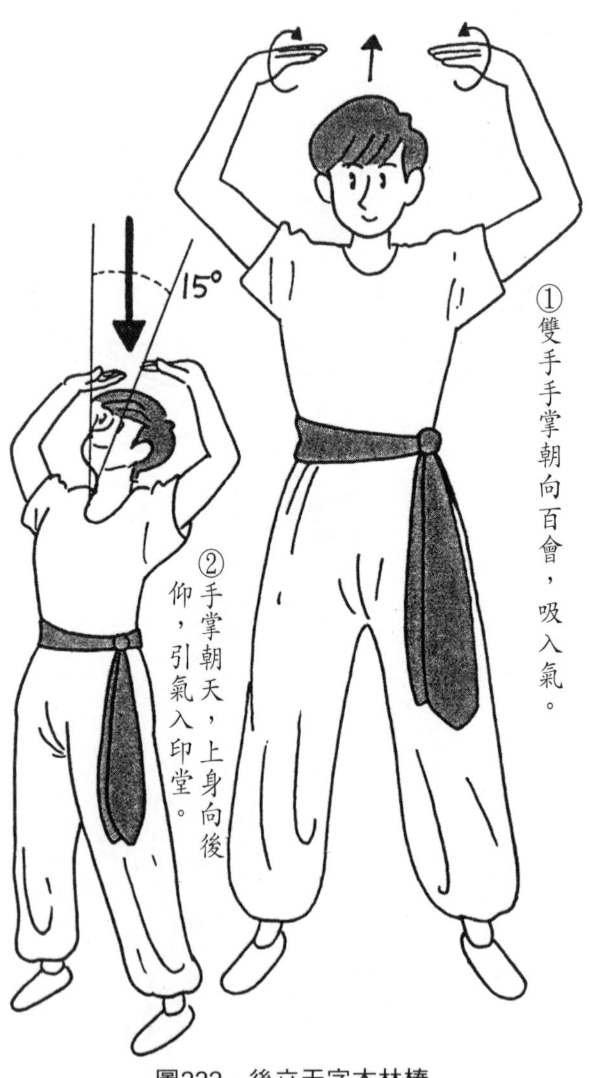

15°
①雙手手掌朝向百會，吸入氣。
②手掌朝天，上身向後仰，引氣入印堂。

圖222　後立天字木林樁

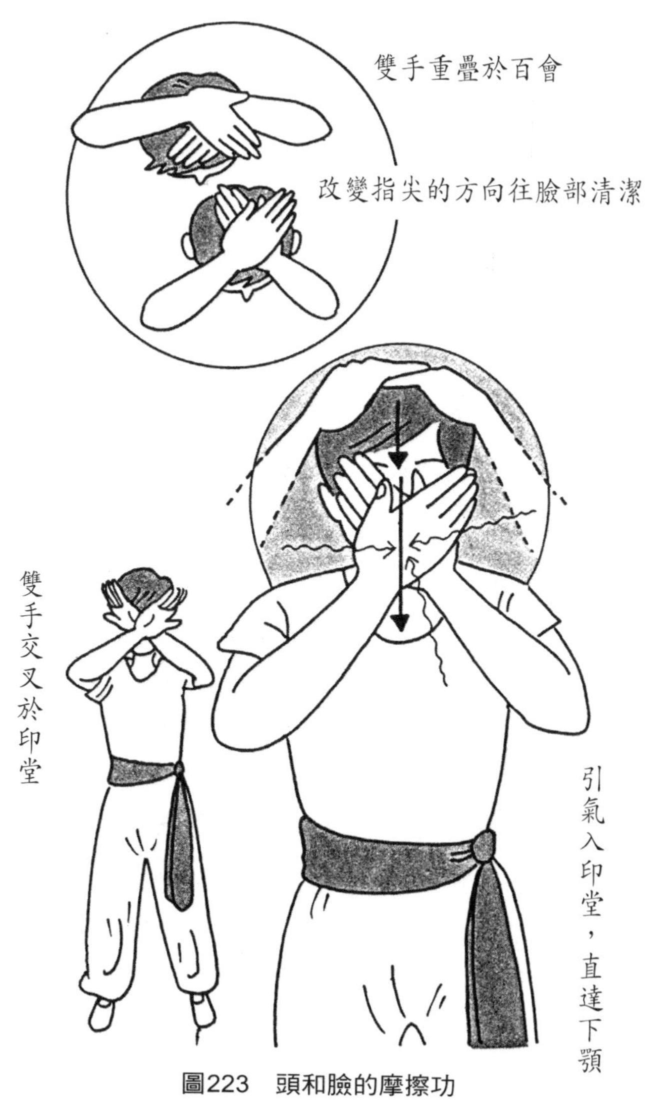

圖223　頭和臉的摩擦功

運用於肩膀外側，手腕內側

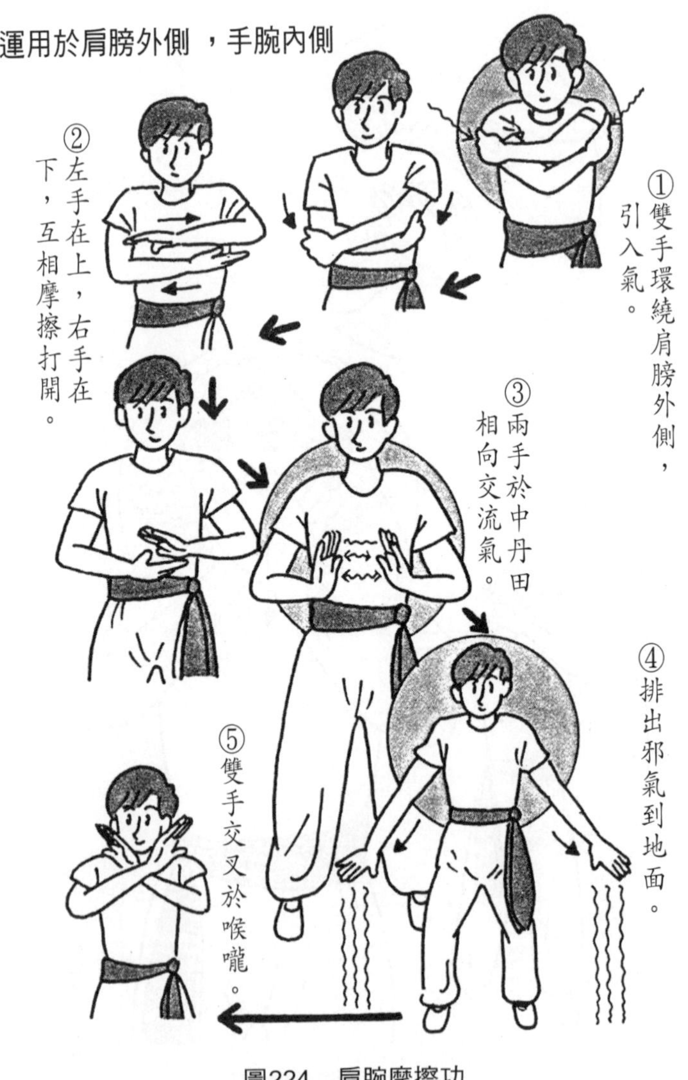

①雙手環繞肩膀外側，引入氣。
②左手在上，右手在下，互相摩擦打開。
③兩手於中丹田相向交流氣。
④排出邪氣到地面。
⑤雙手交叉於喉嚨。

圖224　肩腕摩擦功

兩手重疊貫通氣
右胸↓左胸↓左腹部↓右腹部↓右下腹↓左下腹
雙手交叉於下放出邪氣

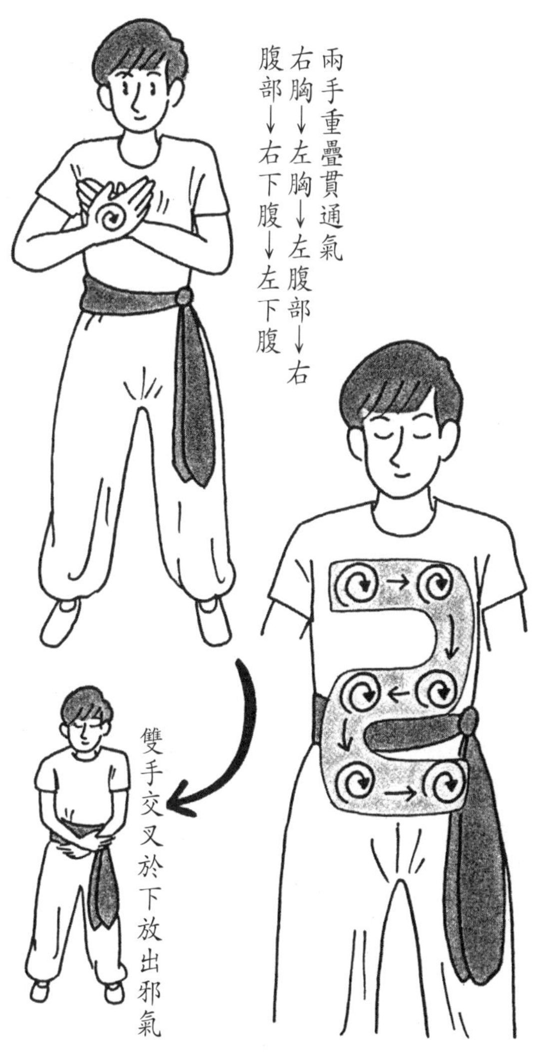

圖225　胸腹S字摩擦功

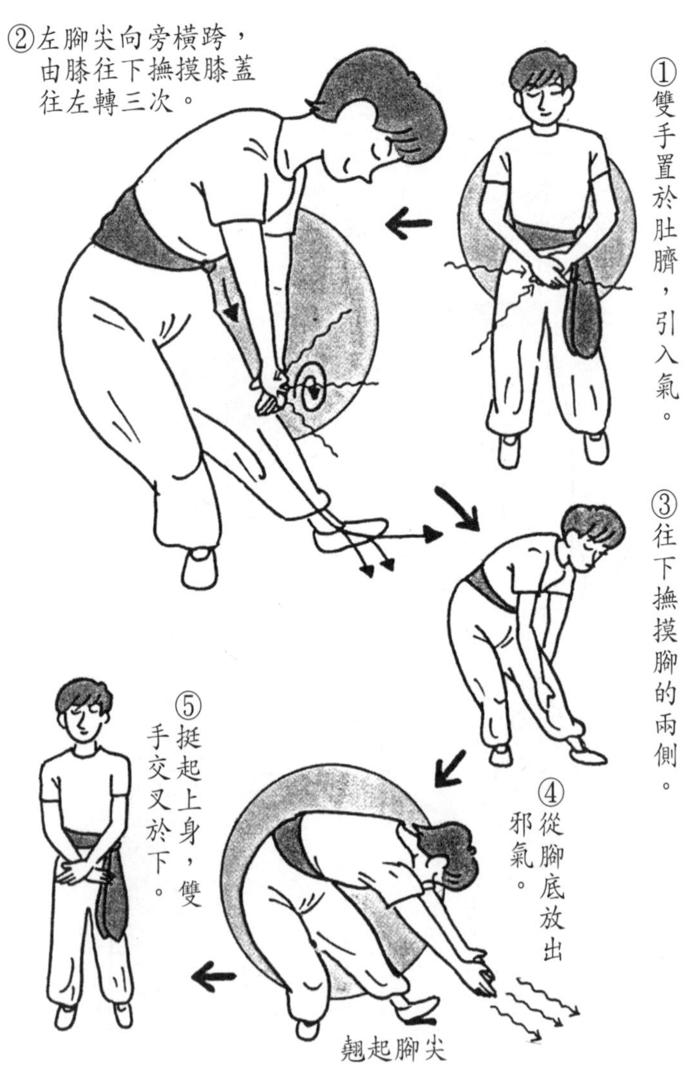

圖226　下腹、膝腳摩擦功

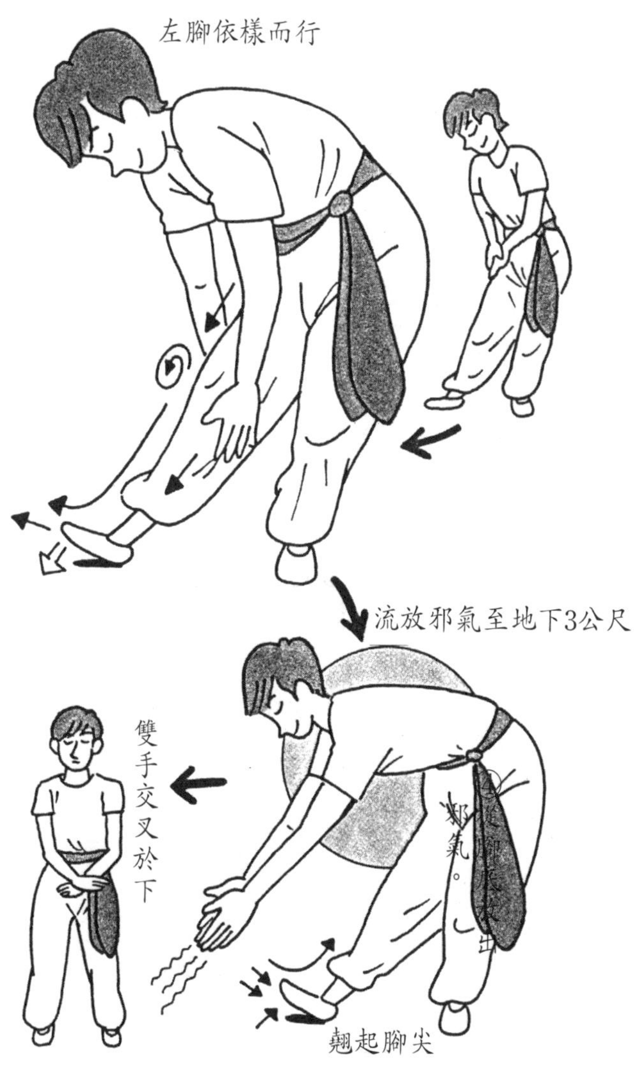

圖227　下腹、膝腳摩擦功

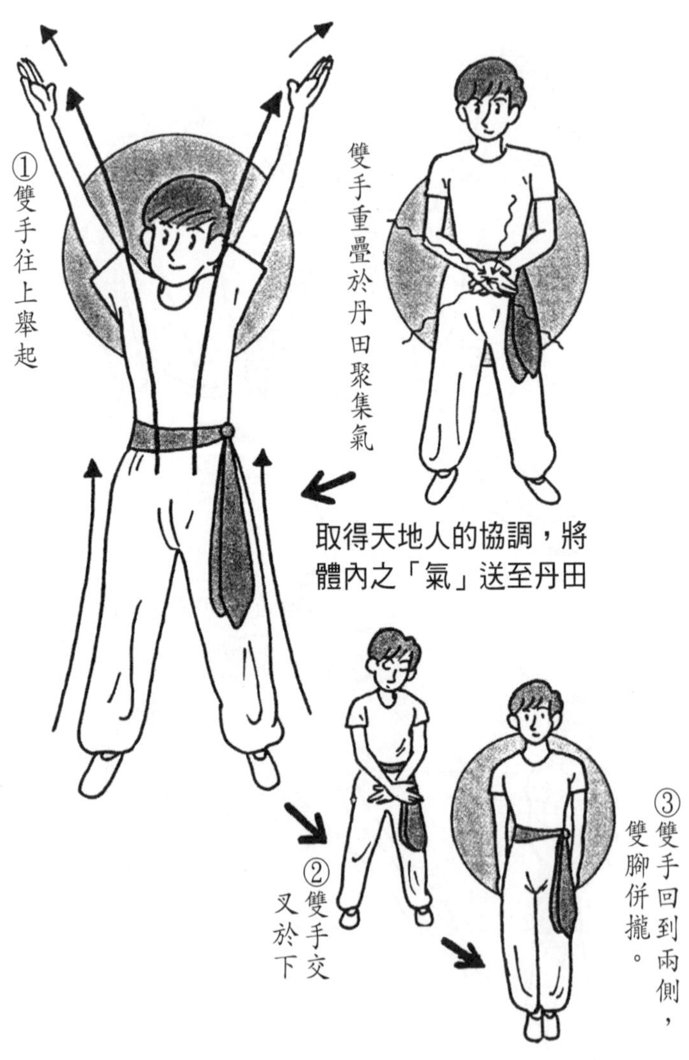
①雙手往上舉起
雙手重疊於丹田聚集氣
取得天地人的協調，將
體內之「氣」送至丹田
②雙手交叉於下
③雙手回到兩側，雙腳併攏。

圖228　收　功

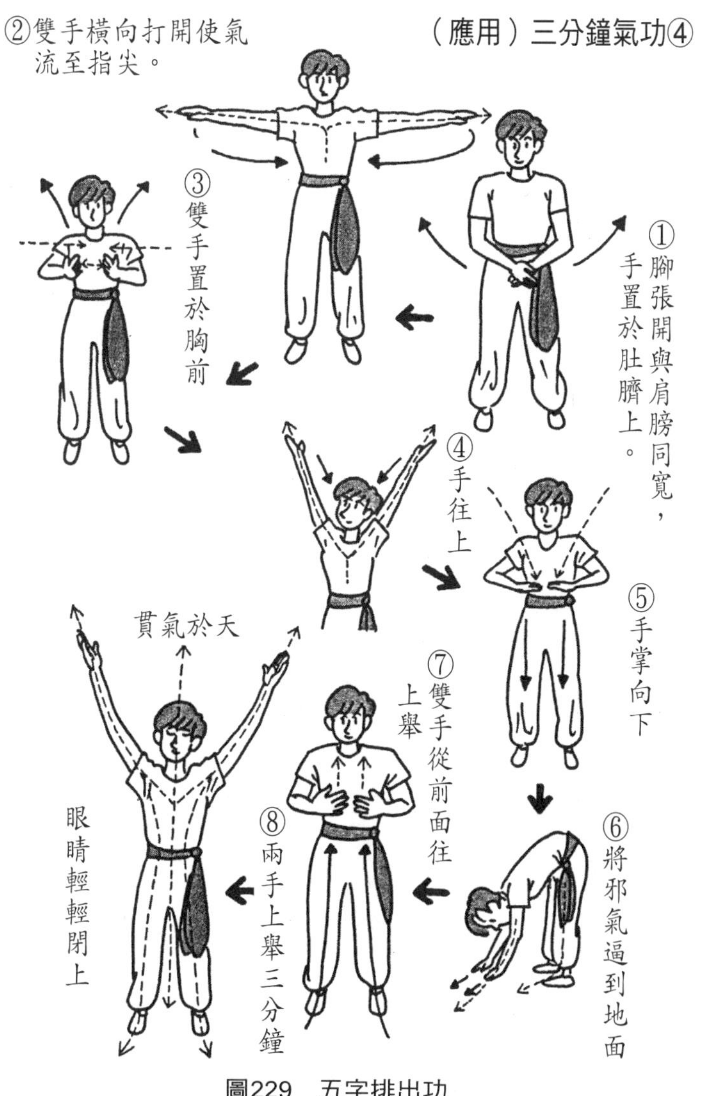

（應用）三分鐘氣功④
①腳張開與肩膀同寬，手置於肚臍上。
②雙手橫向打開使氣流至指尖。
③雙手置於胸前
④手往上
⑤手掌向下
⑥將邪氣逼到地面
⑦雙手從前面往上舉
⑧兩手上舉三分鐘
貫氣於天
眼睛輕輕閉上

圖229　五字排出功

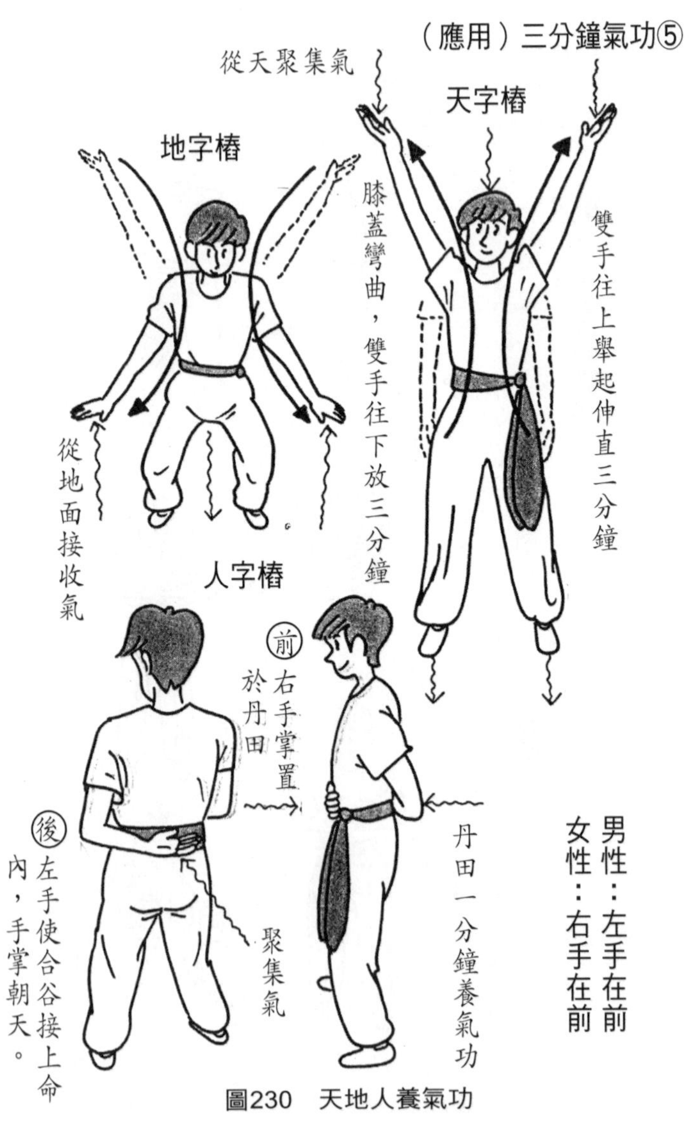
（應用）三分鐘氣功⑤
從天聚集氣
天字椿
地字椿
膝蓋彎曲，雙手往下放三分鐘
雙手往上舉起伸直三分鐘
從地面接收氣
人字椿
前
右手掌置於丹田
後
左手使合谷接上命內，手掌朝天。
聚集氣
丹田一分鐘養氣功
男性：左手在前
女性：右手在前

圖230　天地人養氣功

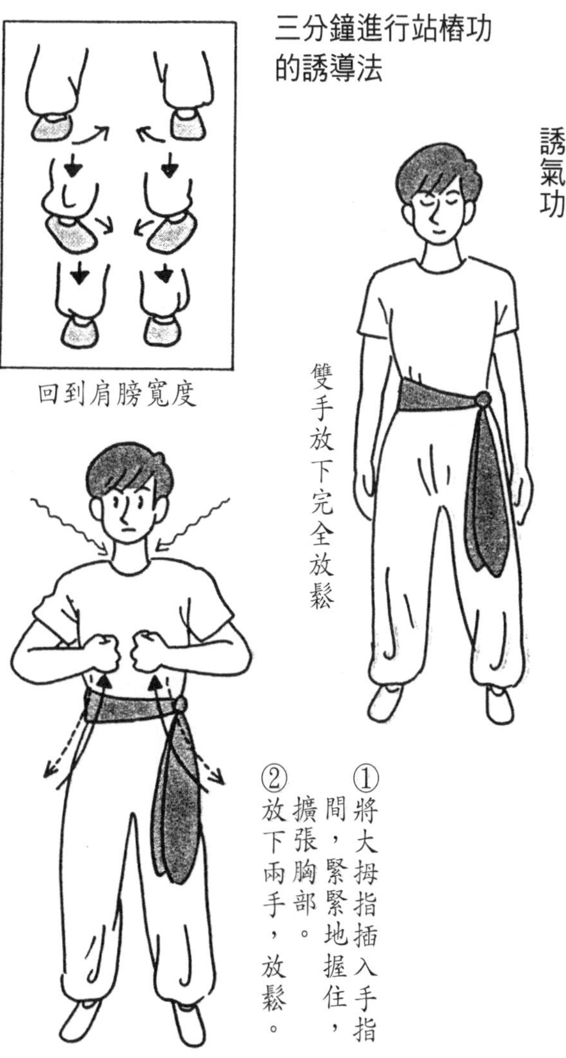
三分鐘進行站樁功的誘導法
誘氣功
回到肩膀寬度
雙手放下完全放鬆
①將大拇指插入手指間，緊緊地握住，擴張胸部。
②放下兩手，放鬆。

圖231　天地人養氣功

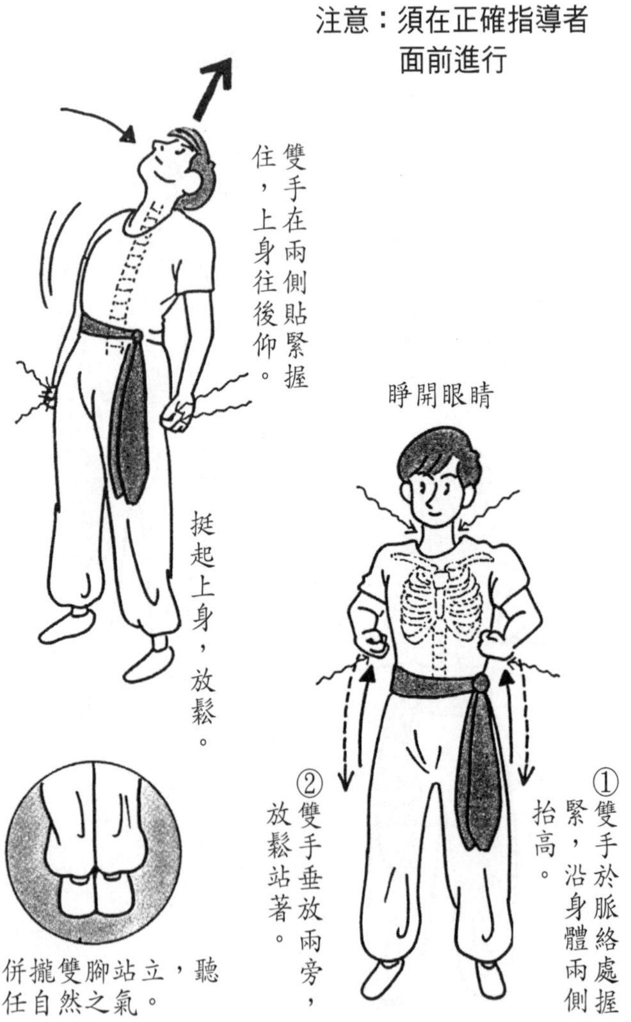

注意：須在正確指導者面前進行

雙手在兩側貼緊握住，上身往後仰。

挺起上身，放鬆。

併攏雙腳站立，聽任自然之氣。

睜開眼睛

①雙手於脈絡處握緊，沿身體兩側抬高。

②雙手垂放兩旁，放鬆站著。

圖232　天地人養氣功

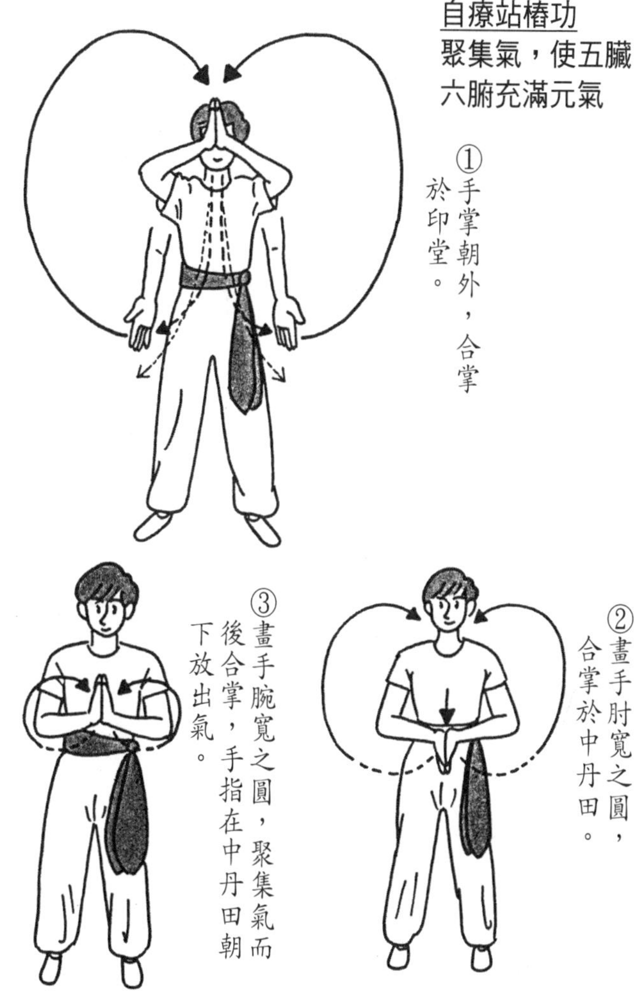

自療站樁功
聚集氣，使五臟六腑充滿元氣
①手掌朝外，合掌於印堂。
②畫手肘寬之圓，合掌於中丹田。
③畫手腕寬之圓，聚集氣而後合掌，手指在中丹田朝下放出氣。

圖233　準備功、天氣合掌功（內功）

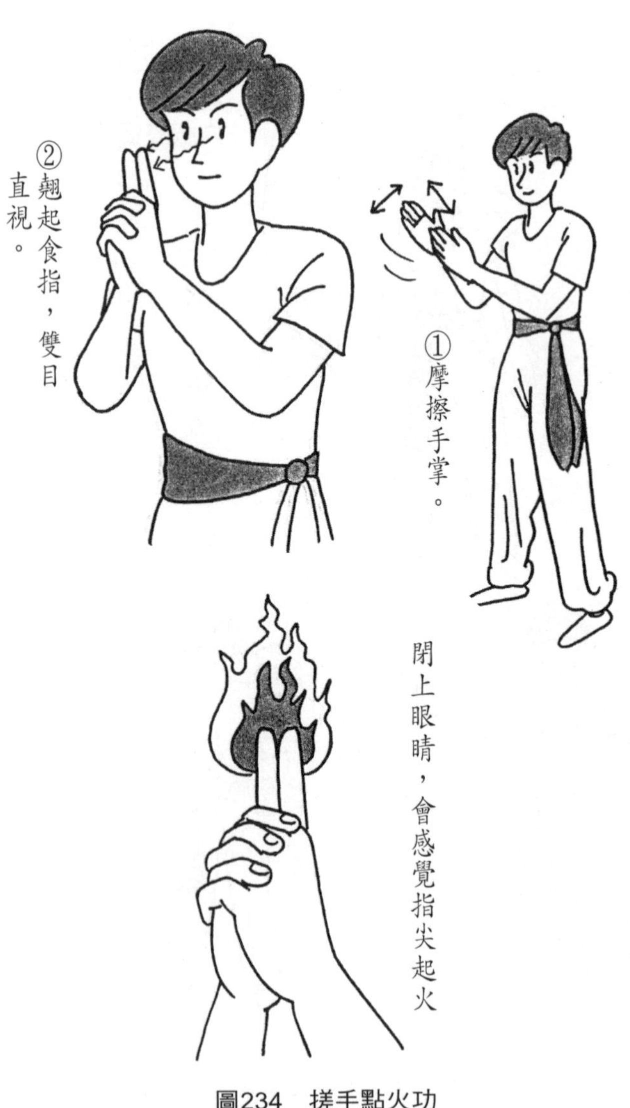

圖234　搓手點火功

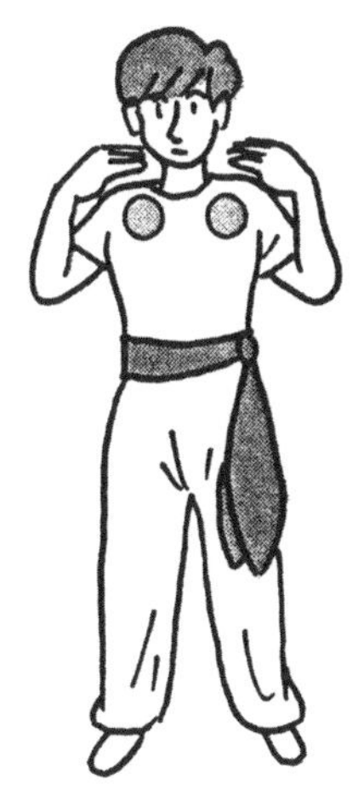

①心抱球站樁功

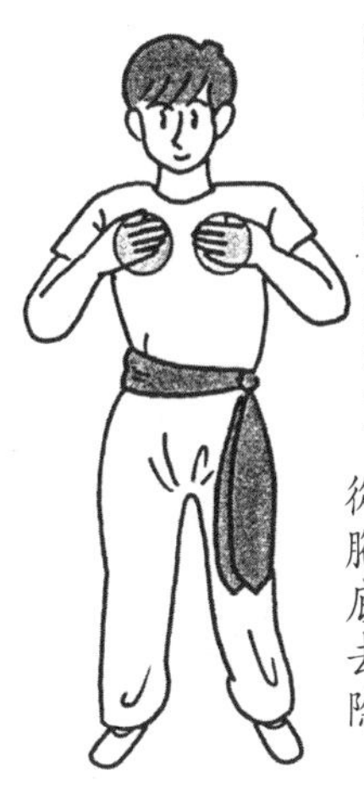

②肺・抱球站樁功

吸氣入肺，從腳底去除

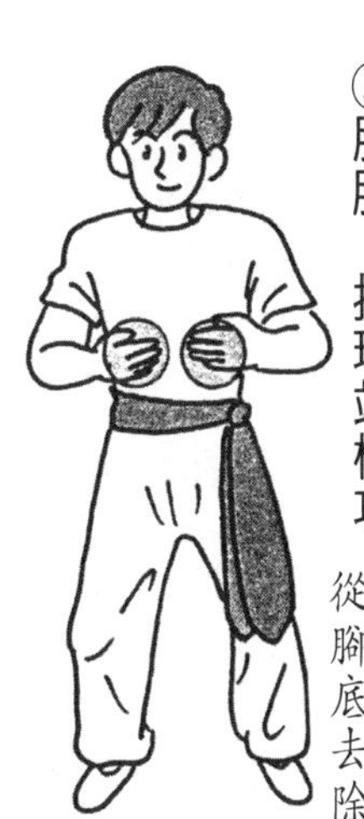

③肝脾・抱球站樁功

吸氣入肝臟，從腳底去除

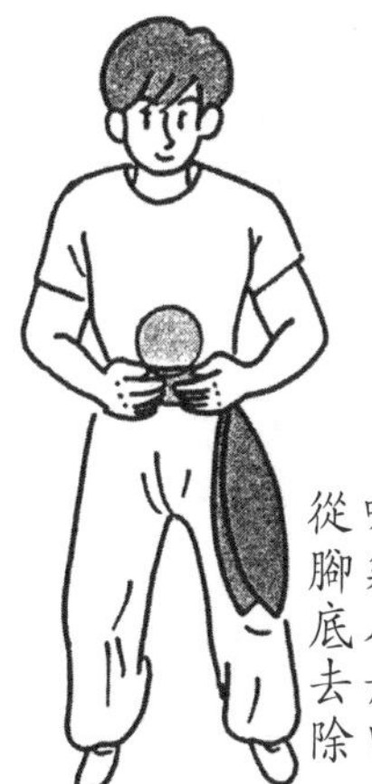

④丹田・抱球站樁功

吸氣入丹田，從腳底去除

圖235　自療站樁功①

⑤下腹・抱球站樁功

吸氣入下腹，
從腳底去除

①至⑤手掌皆須離身體十公分才能進行

⑥腎俞抱球站樁功

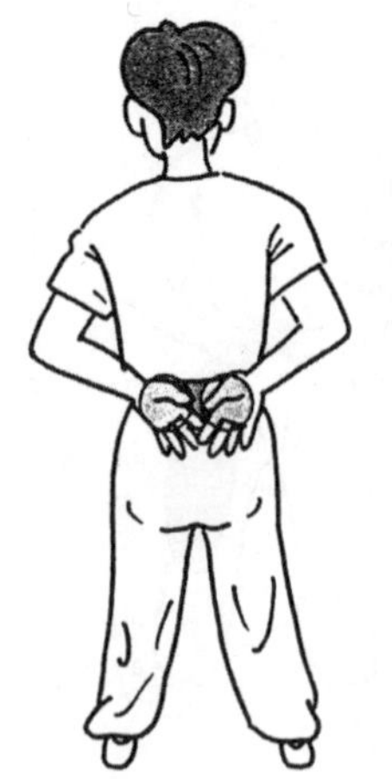

⑦尾骨抱球站樁功

圖236　自療站樁功①

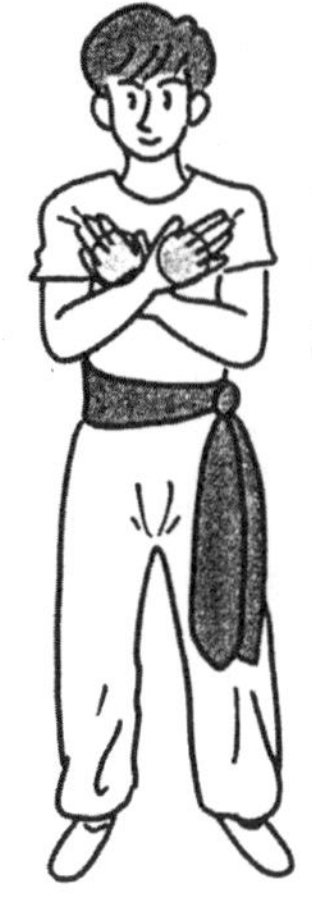
①護肺自療功
（對於呼吸系統、肺部等尤有益處）

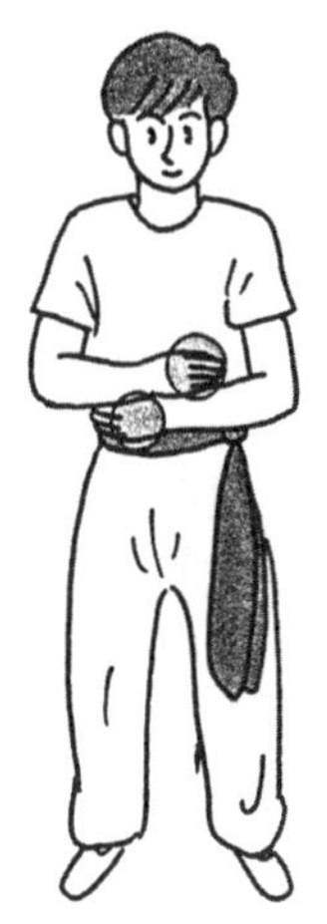
②強肝自療功
以手掌撫摸中脘和腹部

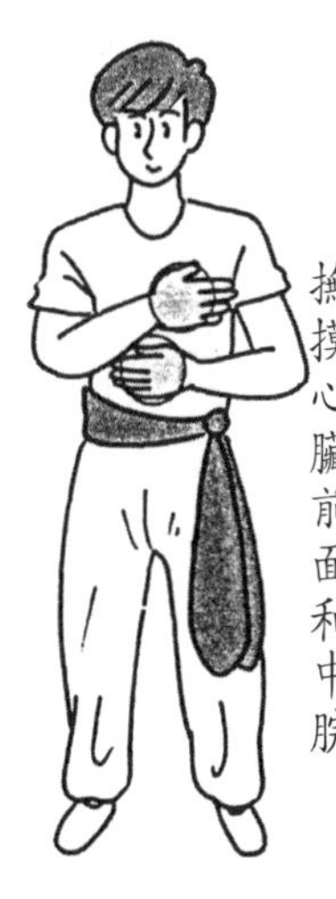
③養心自療功A
撫摸心臟前面和中脘

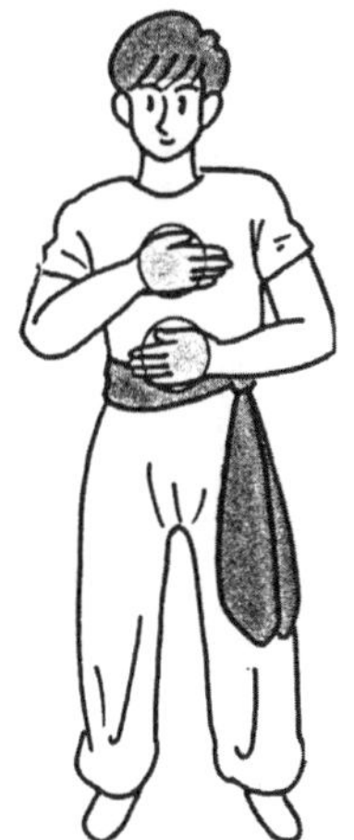
養心自療功B
撫摸膻中和中脘

圖237　自療站樁功②

④健胃自療功A

撫摸上腹和腰

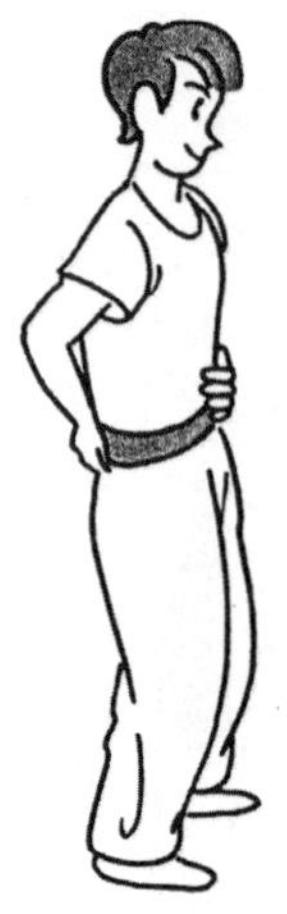

健胃自療功B

撫摸中脘和丹田

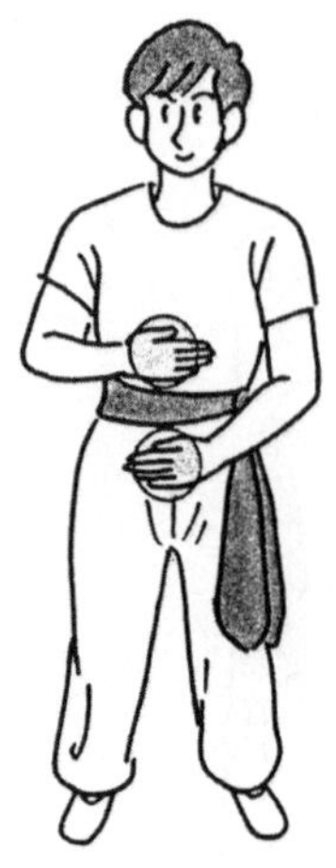

手得離身體一公釐才能進行。
習慣之後，手可自由行動。

⑤整腸・壯腎自療功

撫摸下腹和尾骨

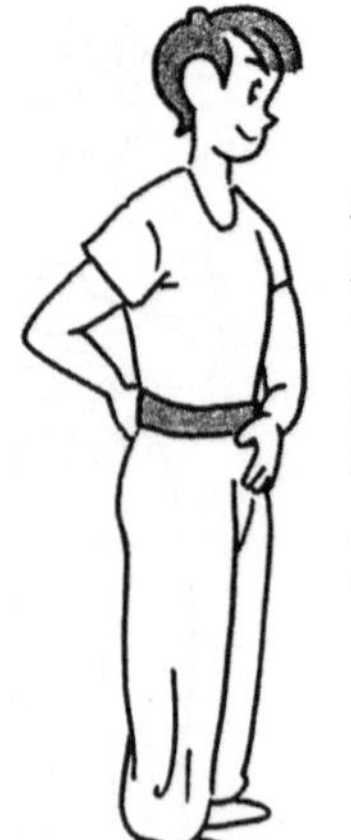

圖238　自療站樁功②

養生保健 古今養生保健法 强身健體增加身體免疫力

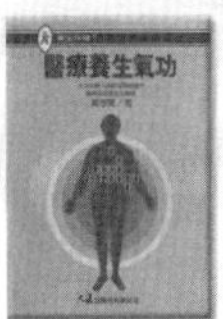

定價250元

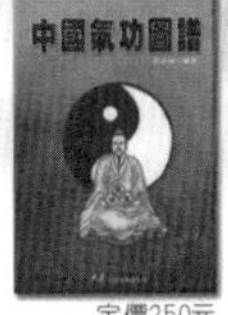

定價250元

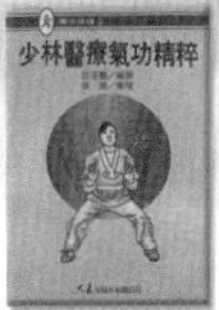

定價250元

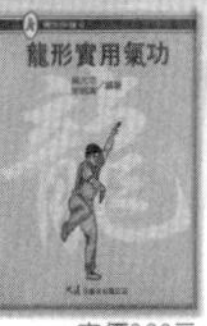

定價220元

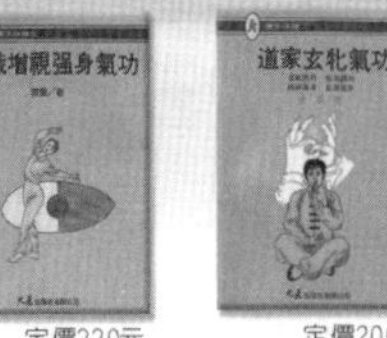

定價220元

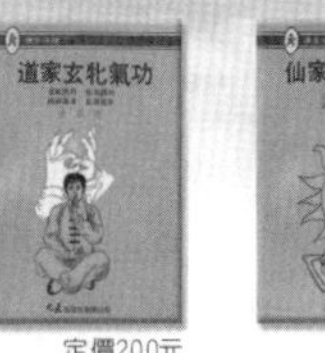

定價200元

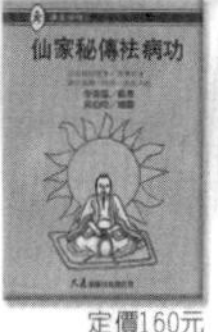

定價160元

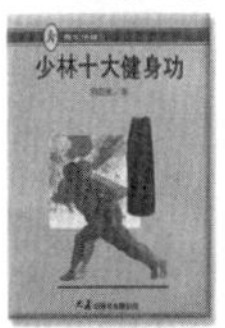

定價180元

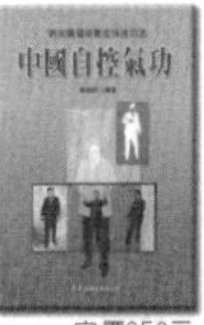

定價250元

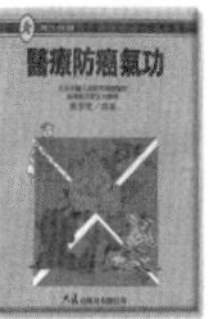

定價250元

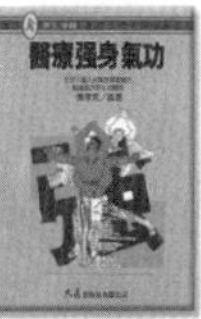

定價250元

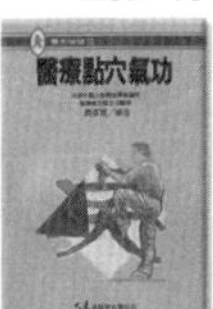

定價250元

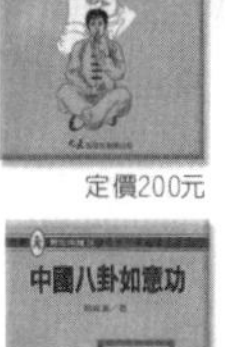

定價180元

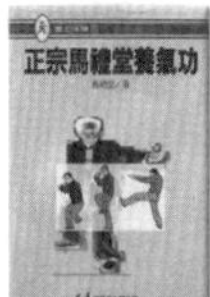

定價420元

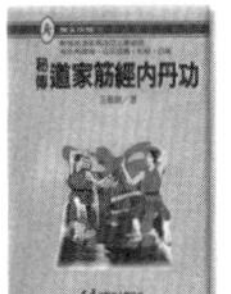

定價300元

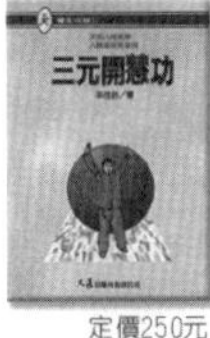

定價250元

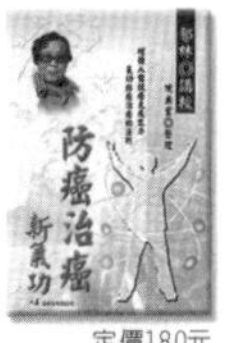

定價180元

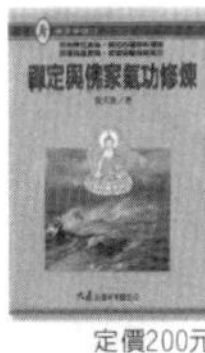

定價200元

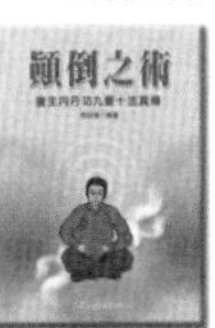

定價360元

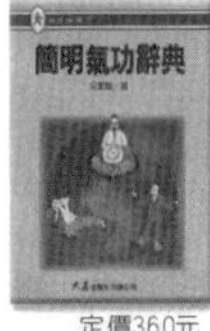

定價360元

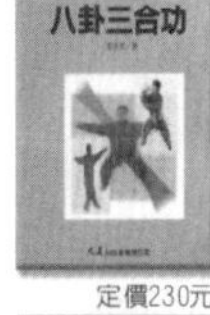

定價230元

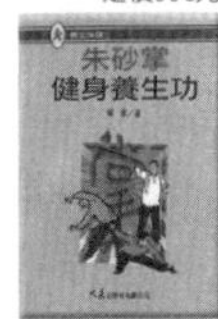

定價250元

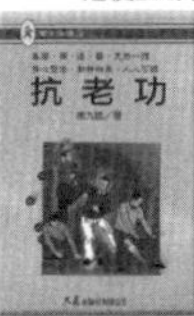

定價230元

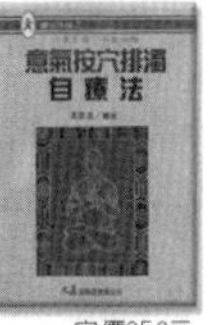

定價250元

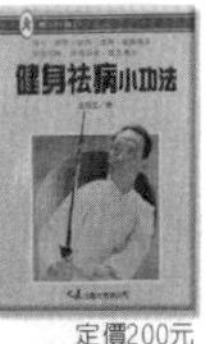

定價200元

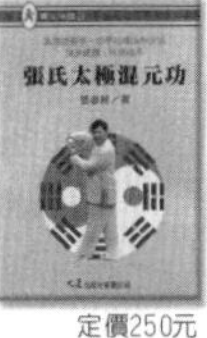

定價250元

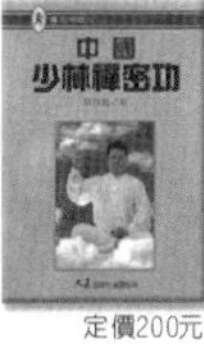

定價200元

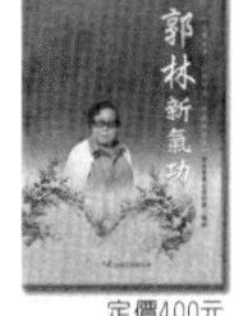

定價400元

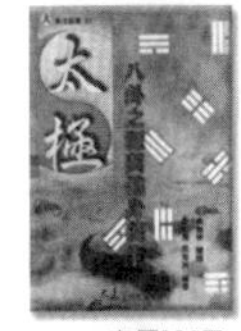
定價280元

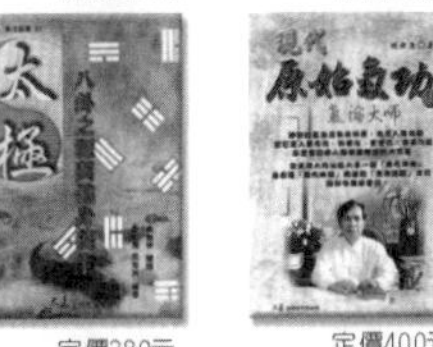

定價400元

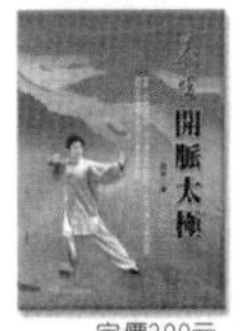

定價300元

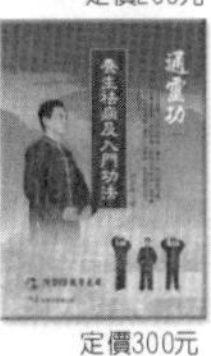
定價300元

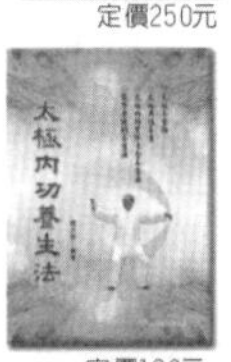

定價180元

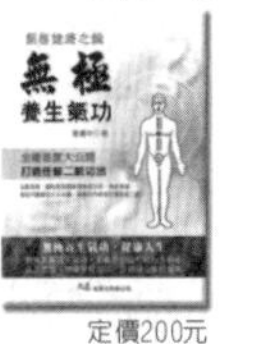

定價200元

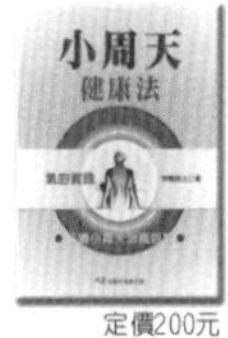

定價200元

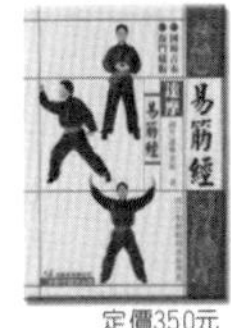

定價350元

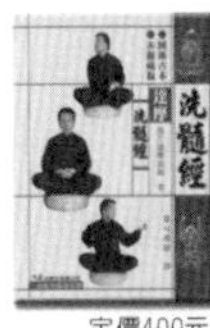

定價400元

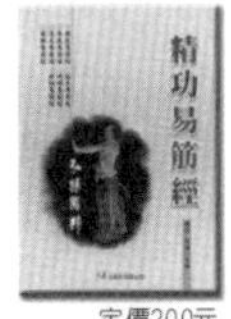
定價200元

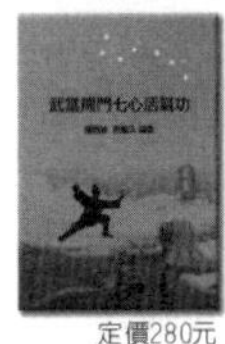
定價280元

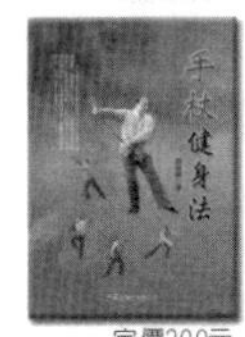

定價200元

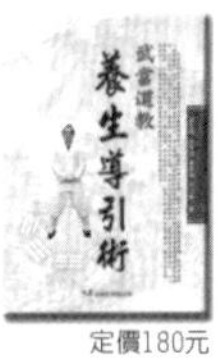

定價180元

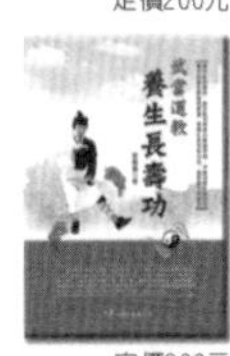

定價200元

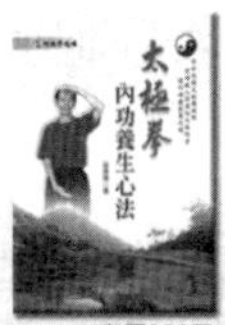

定價280元

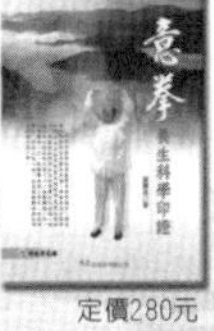
定價280元

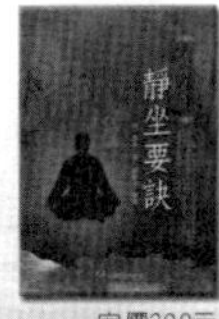

定價200元

運動精進叢書

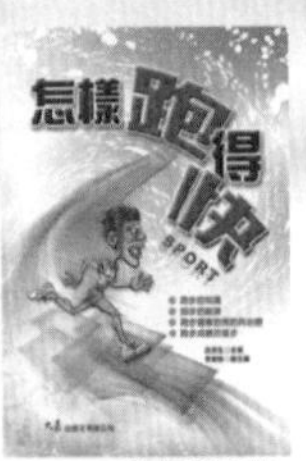

定價200元

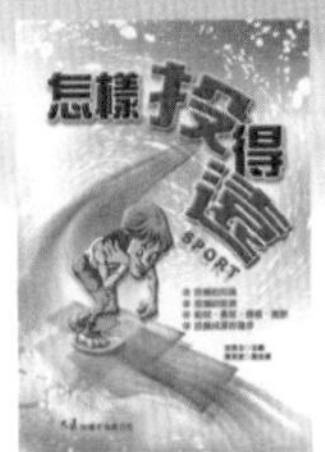

定價180元

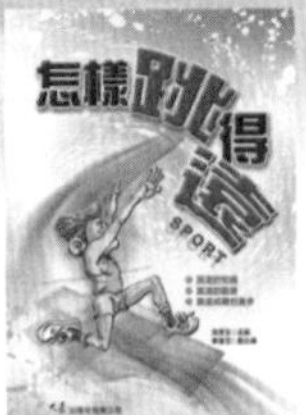

定價180元

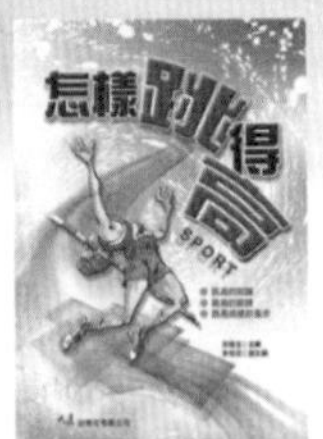

定價180元

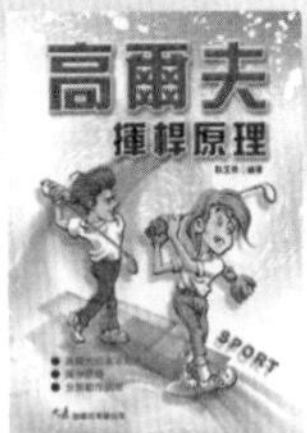

定價220元

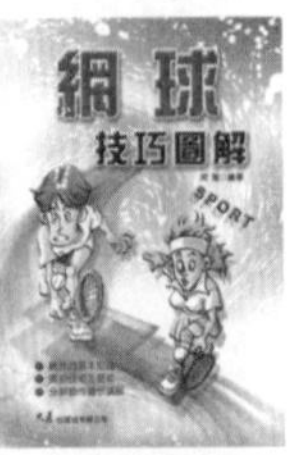

定價220元

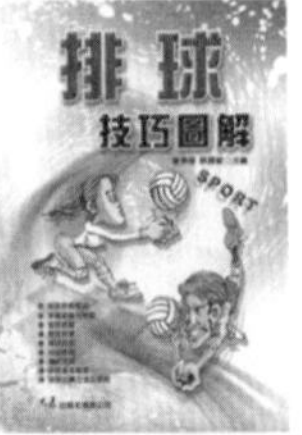

定價230元

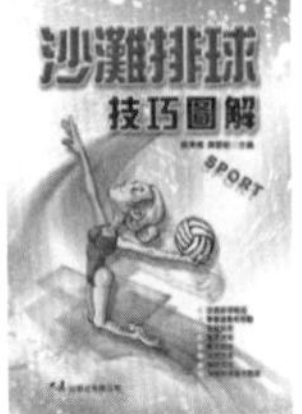

定價230元

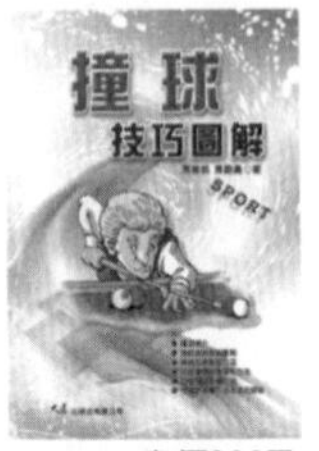

定價230元

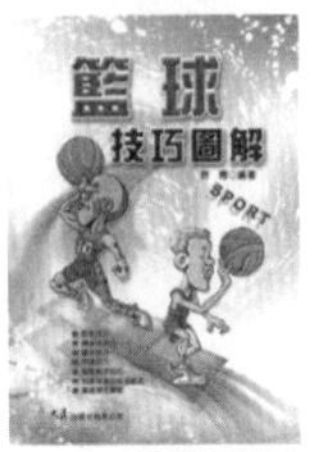

定價220元

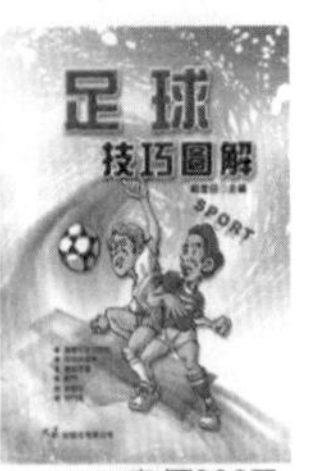

定價230元

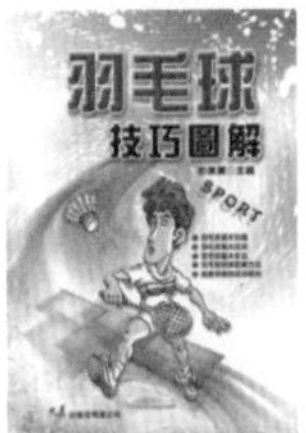

定價220元

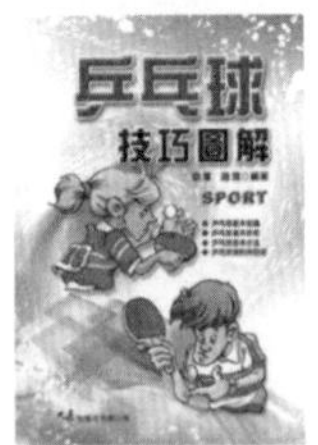

定價220元

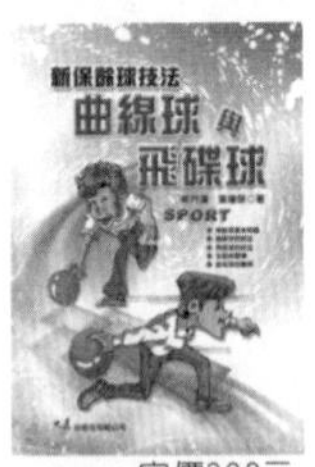

定價300元

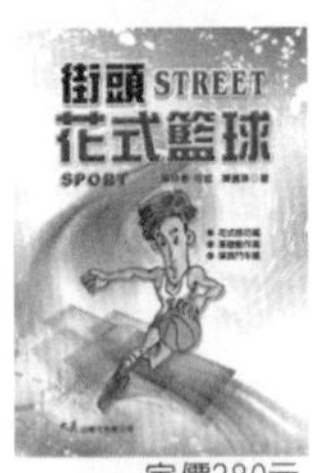

定價280元

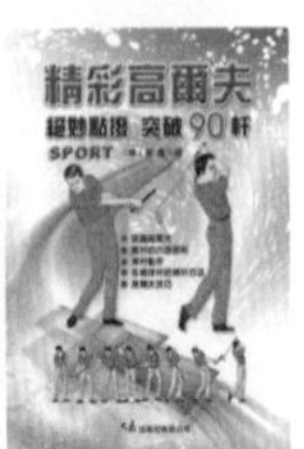

定價330元

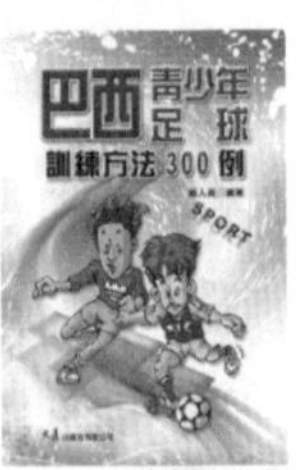

定價230元

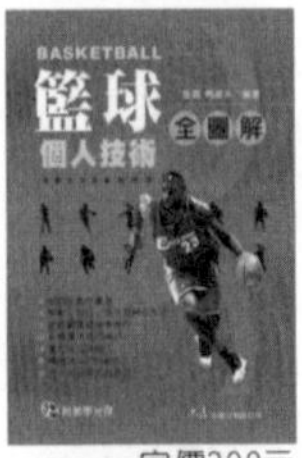

定價300元

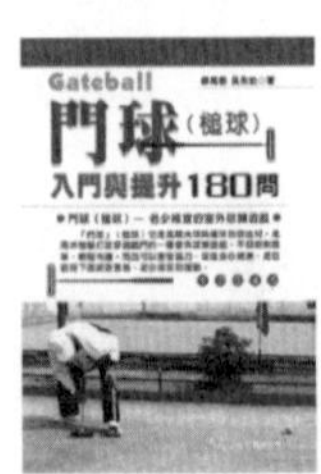

定價230元

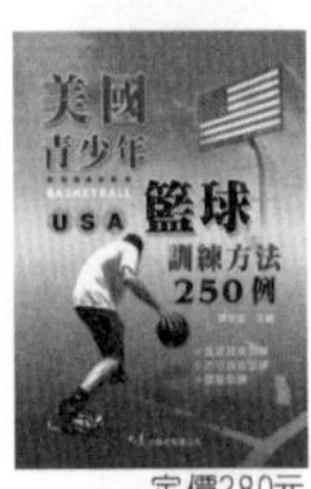

定價280元

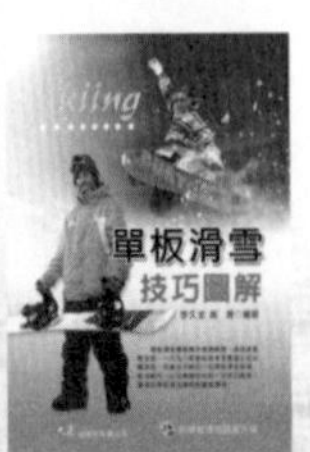

定價350元

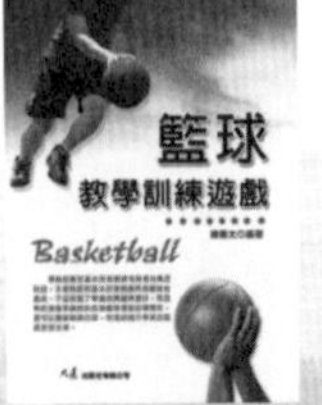

定價280元

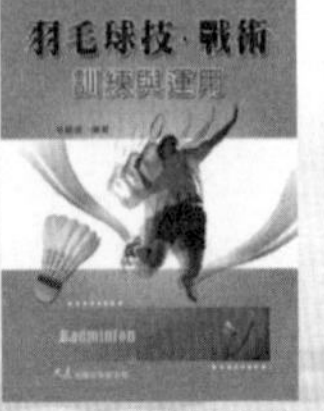

定價280元

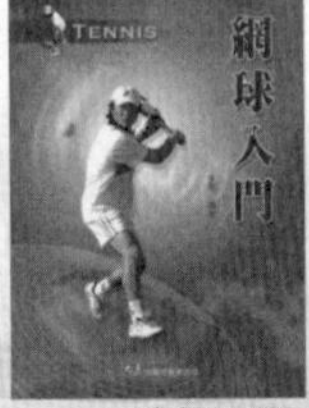

定價250元

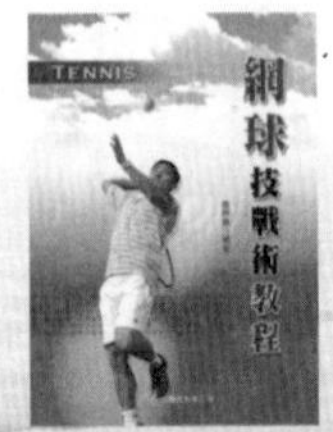

定價220元

快樂健美站

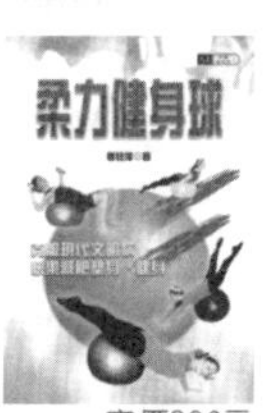

定價280元

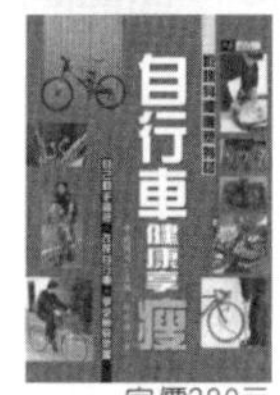

定價280元

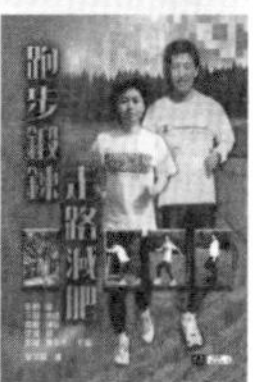

定價280元

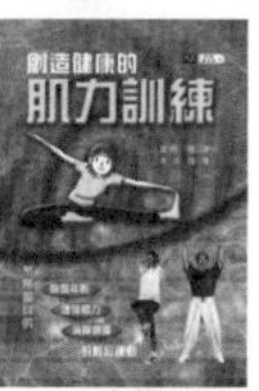

定價220元

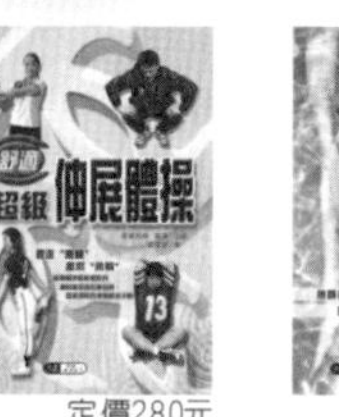

定價280元

定價280元

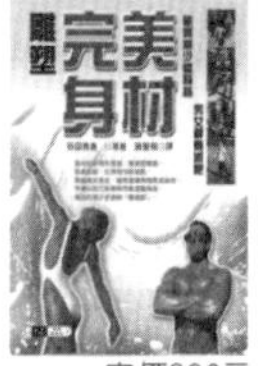

定價280元

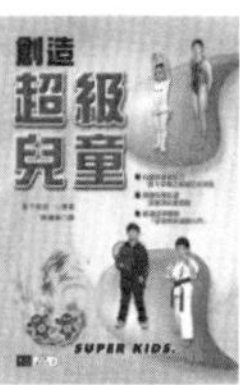

定價280元

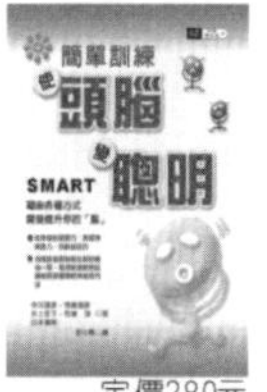

定價280元

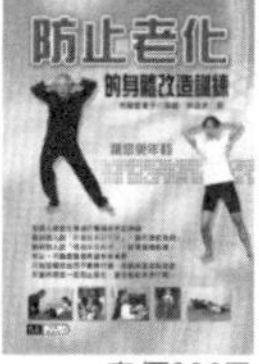

定價280元

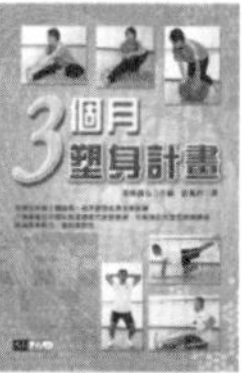

定價280元

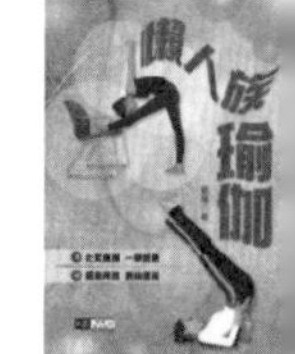

定價280元

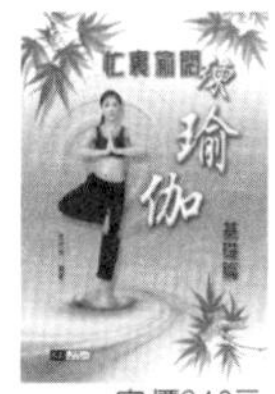

定價240元

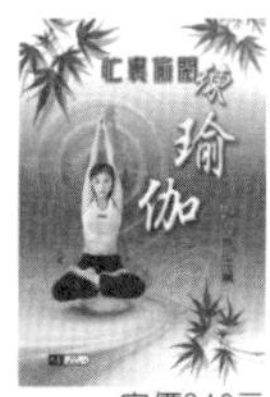

定價240元

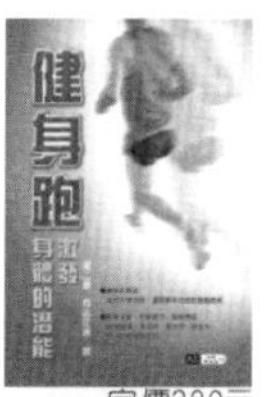

定價200元

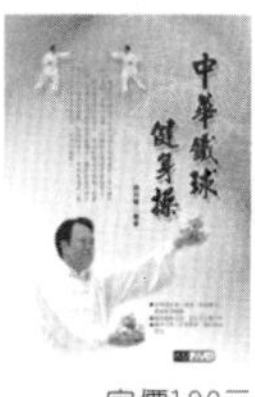

定價180元

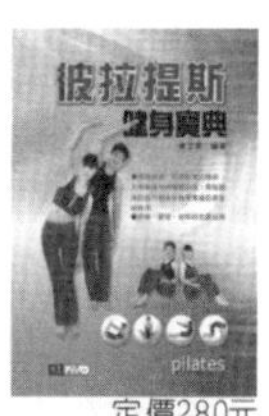

定價280元

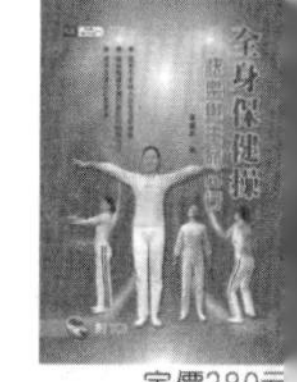

定價280元

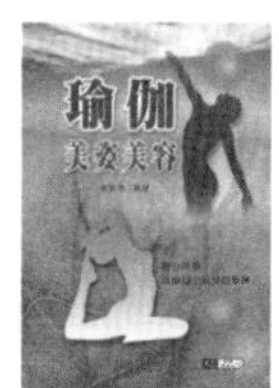

定價180元

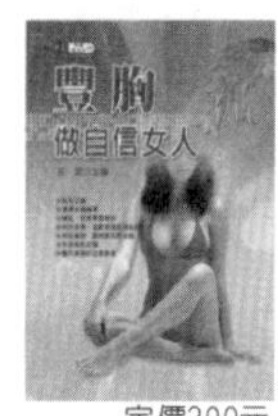

定價200元

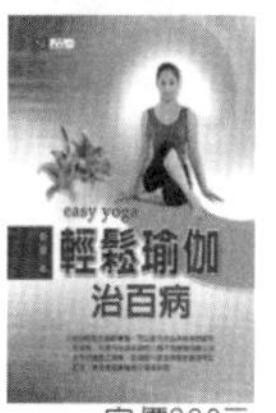

定價280元

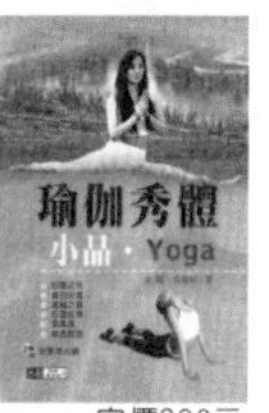

定價280元

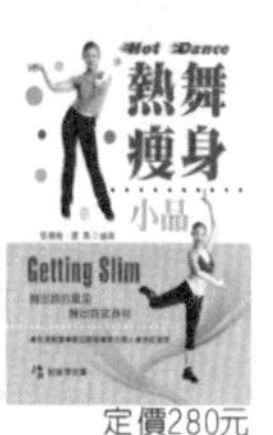

定價280元

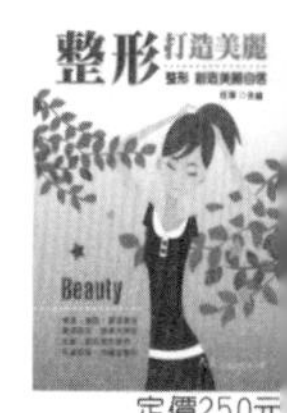

定價250元

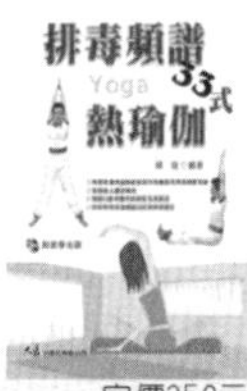

定價350元

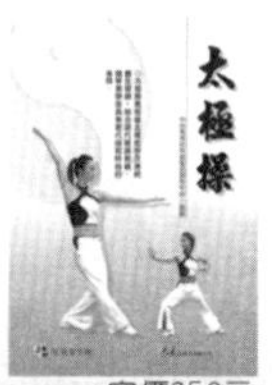

定價350元

休閒保健叢書

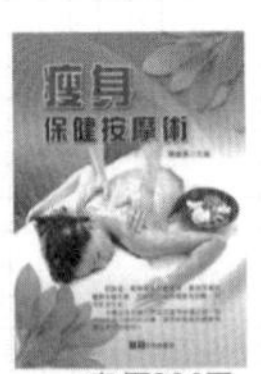

定價200元

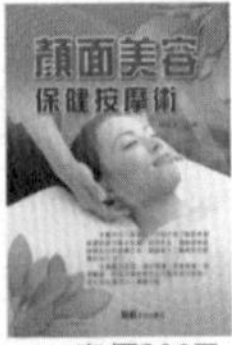

定價200元

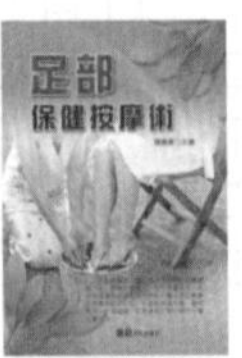

定價200元

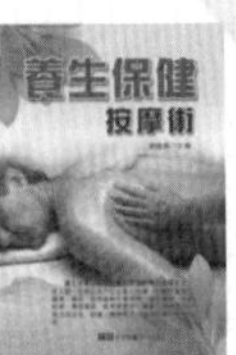

定價280元

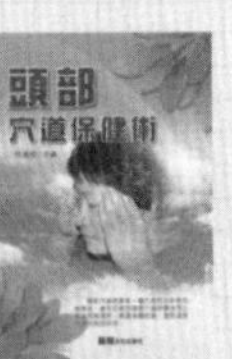

定價180元

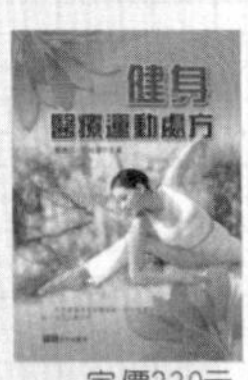

定價230元

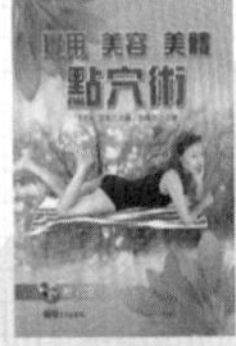

定價350元

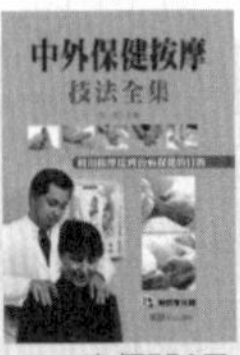

定價550元

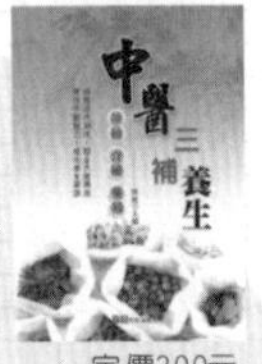

定價300元

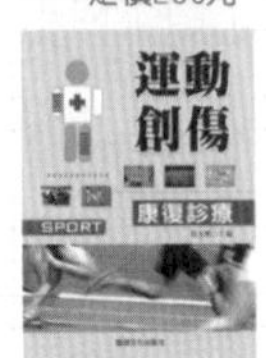

定價550元

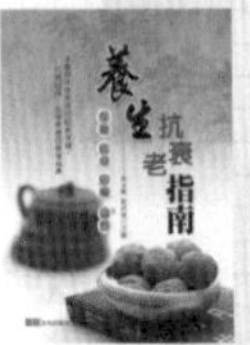

定價350元

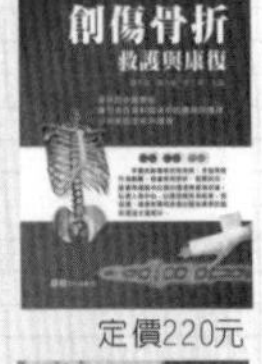

定價220元

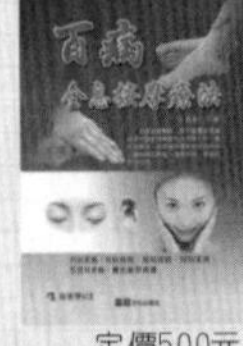

定價500元

定價330元

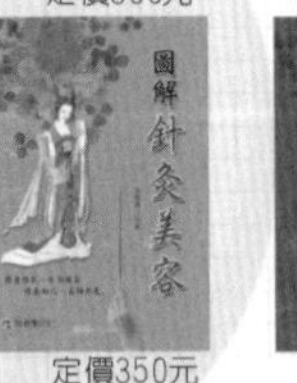

定價350元

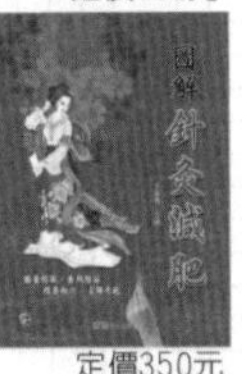

定價350元

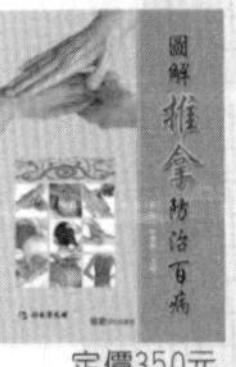

定價350元

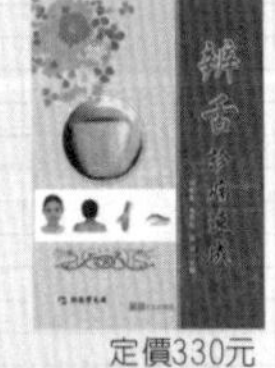
定價330元

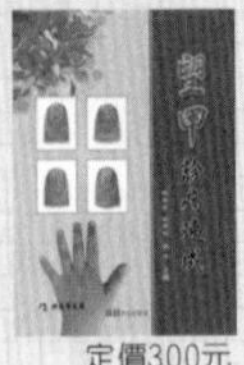
定價300元

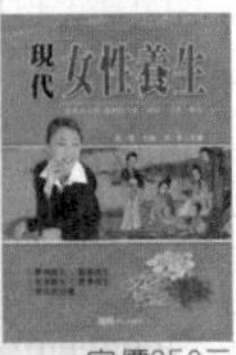

定價250元

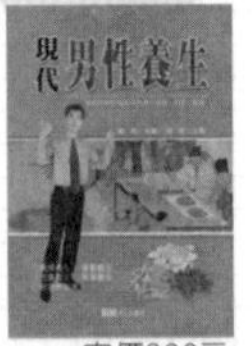

定價230元

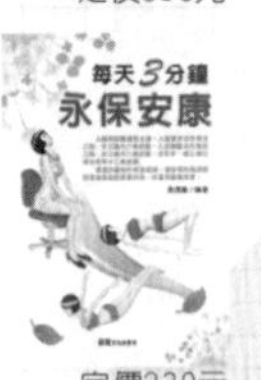

定價230元

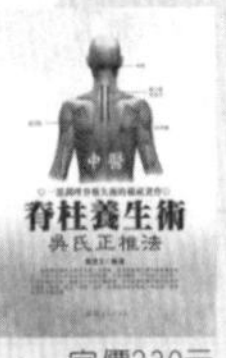

定價230元

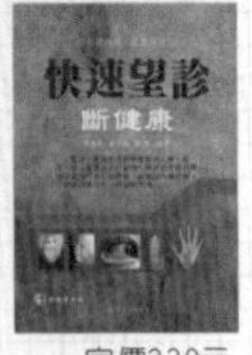

定價330元

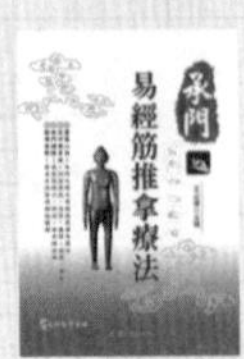

定價300元

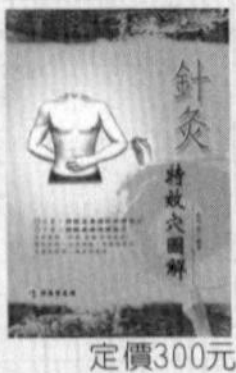

定價300元

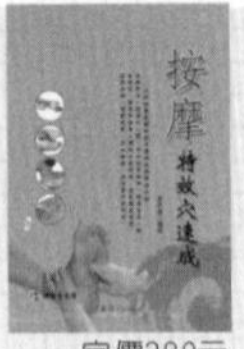

定價280元

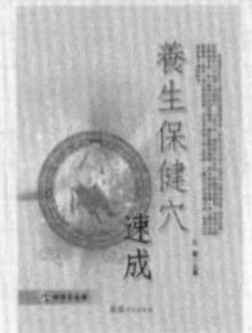

定價280元

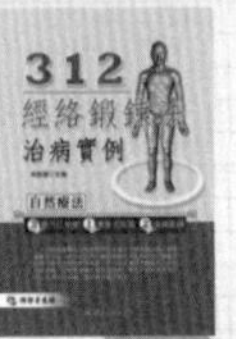

定價250元